HIIT → OHNE VIEL BLABLA

PROGRAMM

Dieses Buch soll ein einfacher Leitfaden für alle Interessierten sein, für Sportneulinge, sportlich Aktive und echte Sportskanonen. Sie alle können es für sich nutzen und damit nach ihrem individuellen Leistungsniveau und Bedarf trainieren!

JA,

DIESES BUCH IST GENAU FÜR DICH GEMACHT!

Fitness, Muskeltraining und Ausdauersport liegen voll im Trend. Grund genug, es mal mit einer neuen Trainingsmethode zu versuchen: dem **HIIT**.
Beim HIIT verfolgt jeder Trainer sein eigenes Konzept.
Ich stelle in diesem Buch meine persönliche HIIT-Version vor, mit der ich selbst täglich trainiere.

Die Arbeit mit HIIT bedeutet, Du wirst dich neuen Herausforderungen stellen, dich selbst übertreffen, Fortschritte machen, ins Schwitzen geraten, dich verausgaben, Spaß haben und sagen:

MEHR DAVON!

Bist du bereit? Dann lass uns gleich loslegen. Mir nach! Komm mit in die Welt des HIIT, lern und schwitz mit mir!

HIIT – WAS IST DAS?

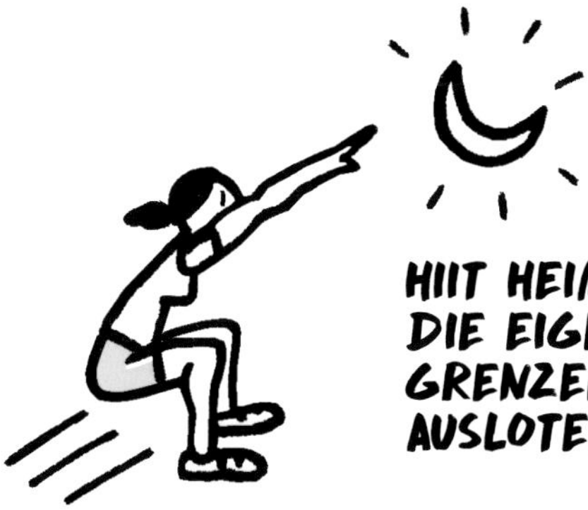

HIIT HEIẞT: DIE EIGENEN GRENZEN NEU AUSLOTEN!

BELASTUNGS- UND ERHOLUNGS- PHASEN WECHSELN SICH AB.

HIIT KANNST DU ÜBERALL, MIT UND OHNE TRAININGS- PARTNER DURCHFÜHREN.

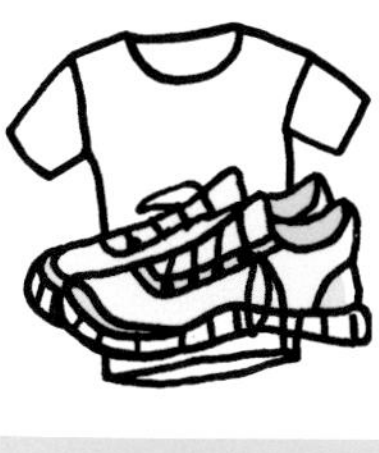

MINIMALE AUSRÜSTUNG:
gute Sportschuhe und bequeme Sportkleidung und schon kann es losgehen!

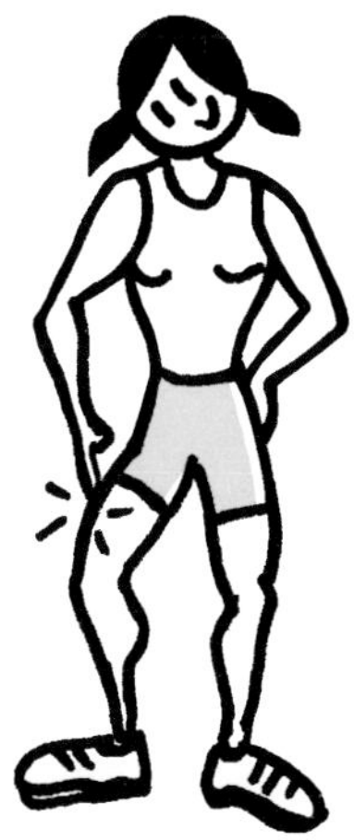

MIT HIIT ERREICHST DU MEHRERE ZIELE:
Gewicht reduzieren, deine Persönlichkeit entfalten, dich selbst herausfordern, Kräfte aufbauen ... Alles ist möglich!

HIIT – WAS IST DAS?

Was heißt eigentlich „HIIT"? Na gut – HIIT ist eine Abkürzung und steht für „High Intensity Interval Training" (hochintensives Intervalltraining). Aber worum geht es genau? Hier kommt eine kleine Einführung!

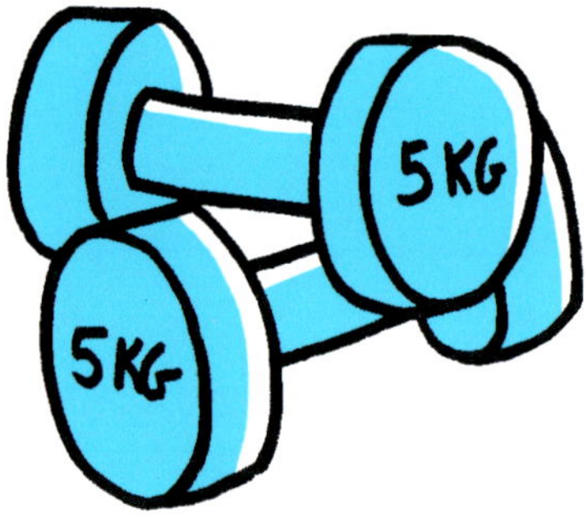

1. HIIT **BEDEUTET: DIE EIGENEN GRENZEN NEU AUSLOTEN.** Es geht um kurze Trainingseinheiten, die sehr intensiv und besonders wirksam sind. Ziel ist, dich selbst bis an deine Leistungsgrenze zu fordern, indem du deine Herzfrequenz erhöhst, möglichst viele Kalorien verbrennst, Fettreserven ab- und Muskeln aufbaust – und zwar in einem ziemlich kurzen Zeitraum (du wirst dich KÖNIGLICH fühlen)!

2. HIIT **BEDEUTET STÄNDIGER WECHSEL** zwischen Belastungs- und (sehr kurzen) Ruhephasen.

3. HIIT- **EINHEITEN SIND KURZ – UNGEFÄHR 20 MINUTEN** (auf keinen Fall länger als 45 Minuten, bei 2 bis 3 Einheiten pro Woche) und damit eine zeitsparende, aber effektive Methode gerade für alle, die viel beschäftigt sind (Kinder von der Schule abholen, Freundinnen treffen, Essengehen, Spätschicht ...).

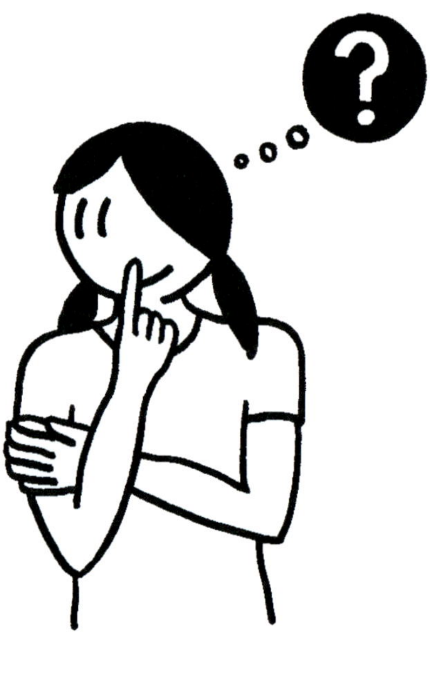

4. DU MUSST WEDER PROFI NOCH FIT-GIRL SEIN,

wie man sie häufig in den sozialen Netzwerken sieht. Im Gegenteil: HIIT ist eine Trainingsmethode für alle. Wenn du die richtige Einstellung mitbringst und gerade am Anfang in deinem Tempo und Rhythmus trainierst, damit du die Bewegungsabläufe verinnerlichst, wirst du schon bald die Fortschritte sehen und immer mehr auf den Geschmack kommen!

TIPP VON MARINE

Bevor du ins Training einsteigst, musst du dich vergewissern, dass du „sporttauglich" bist. Hast du zum Beispiel Knie-, Rücken- oder Herzprobleme, die dagegen sprechen könnten? Am besten lässt du einen ärztlichen Gesundheitscheck durchführen. Positiver Nebeneffekt: Dein Vorhaben bekommt dadurch mehr Verbindlichkeit.

HIIT BRINGT'S GARANTIERT!

6. HIIT IST EINE HERAUSFORDERUNG!

Herausforderungen sind dazu da, Ziele zu erreichen! Beim HIIT kannst du dir nach und nach immer höhere und gerne auch ehrgeizige Ziele setzen!

5. SICHTBARE RESULTATE NACH 3 BIS 4 WOCHEN!

Wenn du regelmäßig, ernsthaft und eifrig trainierst, wird dein Bauch schrumpfen, deine Figur sich straffen und deine Kondition besser werden. (Du wirst nicht mehr schnaufen, wenn du zum Bus rennst oder mit den Kindern Fangen spielst. Adieu, ihr zu schweren Einkaufstaschen! Jetzt sind Spannkraft, Top-Form und Elan angesagt!)

INS SCHWITZEN KOMMEN UND SPAß HABEN

HINTERGRUND-INFOS

TEST

BESTANDSAUFNAHME

Die erste Frage lautet natürlich: Womit soll ich anfangen? Mein Vorschlag: Finde mit diesem kleinen Test heraus, wo du stehst und von welchem Ausgangsniveau du startest. Zusätzlicher Vorteil: Später kannst du mit dem gleichen Test deine Fortschritte messen.

Wiederhole diesen Test ungefähr alle zwei Wochen. Er ist eine gute Möglichkeit, sich körperlich und mental auf das Training vorzubereiten und dabei herauszufinden, wo du stehst und welche Fortschritte du schon gemacht hast.
Den Test solltest du so schnell und so gut wie möglich absolvieren. Sei trotzdem nicht nachlässig bei der Ausführung der Übungen, sonst droht Verletzungsgefahr.

NICHT VERGESSEN

Korrekte Ausführung – gute Körperarbeit – erfreuliche Resultate
=
GLÜCKSGEFÜHLE

NIMM DEINE ZEIT UND MACH KEINE PAUSE ZWISCHENDURCH

ES IST GANZ EINFACH:
Sportkleidung, Turnschuhe an den Füßen, Stoppuhr in der Hand und eine Wasserflasche griffbereit

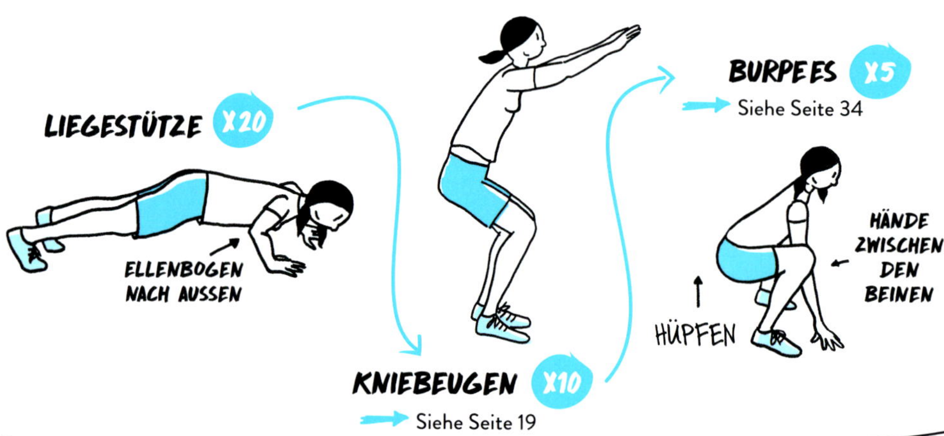
LIEGESTÜTZE X20
ELLENBOGEN NACH AUSSEN
KNIEBEUGEN X10
Siehe Seite 19
BURPEES X5
Siehe Seite 34
HÄNDE ZWISCHEN DEN BEINEN
HÜPFEN

1,15 MINUTE UND LÄNGER

Sei nicht enttäuscht! Jetzt weißt du, aus welcher Ausgangslage du startest und dass du dich auf jeden Fall steigern wirst. Du wirst umso größere Fortschritte machen. Nimm dir Zeit, dir die Bewegungen ganz in Ruhe anzueignen. Schon bald wirst du die Übungen schneller absolvieren.

1 BIS 1,15 MINUTE

Na, das ist doch schon gar nicht schlecht. Du startest von einem ziemlich guten Niveau. Trotzdem ist in vielen Bereichen noch Luft nach oben. Das Beste daran: Du hast jede Menge Möglichkeiten, dich zu steigern! Je nach Übung kannst du die anspruchsvollere Variante wählen, sorgfältig auf die richtige Haltung achten und das Tempo steigern.

UNTER 1 MINUTE

Wie dir wahrscheinlich klar war, startest du bereits auf einem recht hohen Level. Deine Kraftausdauer kann sich sehen lassen. Wenn du bei den Übungen die anspruchsvollere Variante wählst und/oder die Erholungsphasen verkürzt, wirst du dieses Fitnessniveau halten und kannst versuchen, noch die eine oder andere Schippe draufzulegen.

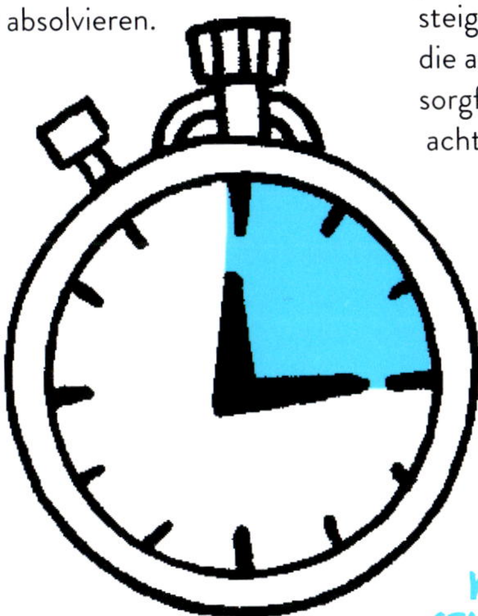

DAS TESTERGEBNIS IST DEINE TRAININGSGRUNDLAGE UND ORIENTIERUNGSMARKE. DU WEIẞT JETZT, WO DU STEHST UND VON WELCHEM LEVEL ZU STARTEST!

TIPP VON MARINE

Besonders gut kannst du deine Fortschritte mitverfolgen, wenn du Fotos machst. Fotos sind aussagekräftiger als das Gewicht, das die Waage anzeigt. Die Waage erkennt zum Beispiel nicht, wenn du Fett abgebaut und dafür Muskeln aufgebaut hast. Da Muskeln schwerer sind als Fett, stellt die Waage in diesem Fall keine große Veränderung fest.

DEINE KÖRPERMASSE

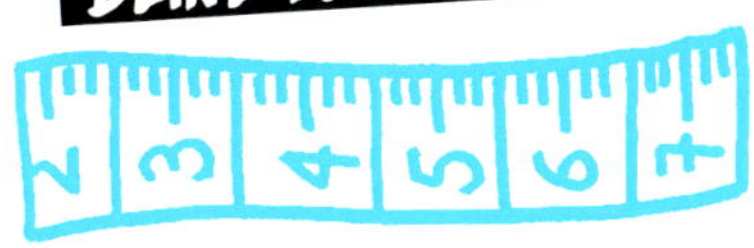

Wenn du willst, kannst du deine Körpermaße nehmen (am besten immer an der gleichen Stelle). So kannst du deine Orientierungsmarke in konkreten Zahlen fassen:

- **Taille:** auf Bauchnabelhöhe
- **Hüfte:** auf Hüfthöhe – na logisch!
- **Oberschenkel:** an einer Stelle deiner Wahl – aber immer an derselben Stelle
- **Arme:** immer an derselben Stelle, direkt unterhalb der Achsel

6 GUTE GRÜNDE FÜR HIIT

1. ABNEHMEN

Mit dem hochintensiven Intervalltraining erhöhst du deinen Kalorienverbrauch. Bewegung = Kalorienverbrauch = Gewichtsreduzierung. Das gilt NATÜRLICH nur, wenn du dich zusätzlich noch gesund und ausgewogen ernährst! Du kannst ruhig reichlich essen und sollst nicht darben; das frustriert nur. Eine Tafel Schokolade in vier Minuten zu vertilgen, ist jedoch keine gute Idee! Achte deinen Körper und erfreue ihn mit einem intelligenten Essverhalten. Gemüse, Obst, Stärkehaltiges, tierisches oder pflanzliches Protein – und immer viel Wasser trinken!

2. SPORT MAL ANDERS

HIIT ist eine besondere Art der körperlichen Ertüchtigung und sorgt für Abwechslung. Geh zum Beispiel an einem Tag joggen, widme dich am nächsten Tag dem Muskelaufbau, und leg dann einen HIIT-Tag ein. In der Summe ergibt das ein komplettes Rundum-Training!

3. KRAFT AUFBAUEN

Mit HIIT kannst du deine Muskelmasse halten und neue Muskelmasse auf- und Fettmasse abbauen.

4. IMMER MEHR SELBSTENTFALTUNG DURCH KÖRPERLICHE AKTIVITÄT

In der Anfangsphase wirst du dich ziemlich schnell steigern und Lust auf neue Herausforderungen bekommen! Du wirst zum echten Bewegungs-Junkie und immer wieder in neue Dimensionen vorstoßen.
Diese Trainingsform ist auch deswegen so attraktiv, weil du die Abfolge der Übungen immer wieder verändern kannst. An Herausforderungen ist also kein Mangel!

5. BESSERE KONDITION

Mit HIIT stärkst du dein Herz und steigerst deine Herzfrequenz. Das Herz bekommt gut zu tun, du kommst richtig aus der Puste, aber mit der Zeit werden sich deine Atmung und deine Ausdauer verbessern.

6. SPORT TREIBEN MIT FREUNDINNEN UND FREUNDEN

HIIT ist ein Gemeinschaftssport! Du kannst mit mehreren Leuten zusammen trainieren. Das ist gut für die Motivation und die Trainingsarbeit – und macht vor allem mehr Spaß!

JE ANSTRENGENDER DER KAMPF, UMSO GENUSSVOLLER DER SIEG!

ES GIBT NICHTS BESSERES ALS DEN SATZ: „ICH HAB'S GESCHAFFT!"

GIB ALLES! DU HAST NICHTS ZU VERLIEREN (AUSSER EIN PAAR KILOS, WENN DU SIE LOSWERDEN WILLST) UND KANNST NUR GEWINNEN!

DAS MOTIVIERT!

WENN DU DAS GEFÜHL HAST, DASS DU DEIN ZIEL NICHT ERREICHST, DENK AN DIE LEUTE, DIE ES NOCH NICHT EINMAL VERSUCHT HABEN!

KRAFT WÄCHST IMMER WEITER: WENN DU GLAUBST, DU HAST DAS MAXIMUM ERREICHT, HÖR ERST RECHT NICHT AUF!

HINDERNISSE HALTEN DICH NICHT AUF, SONDERN GEBEN DIR DIE CHANCE, DICH NOCH WEITER ZU STEIGERN!

DIE RICHTIGE AUSRÜSTUNG

Hier siehst du das perfekte Outfit zum bequemen Trainieren (das wirklich perfekte Outfit ist natürlich das, indem du dich wunderschön, pudelwohl und bärenstark fühlst!)

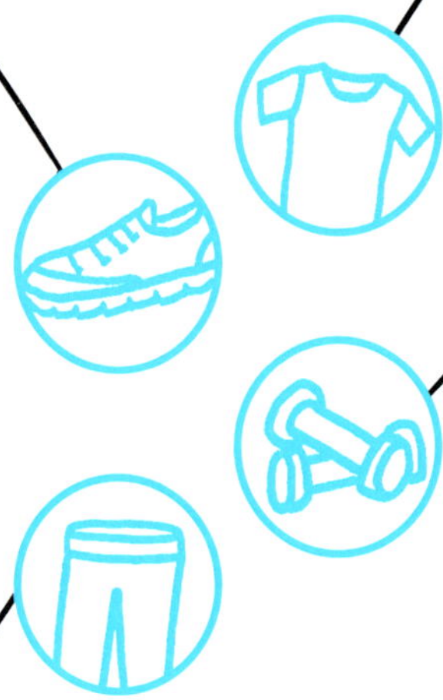

TURNSCHUHE

Wichtig sind Schuhe mit guter Dämpfung, die Sprünge und alle gelenkbelastenden Bewegungen abfedern. Probier in Ruhe verschiedene Modelle an und lass dich in deinem Lieblingssportgeschäft beraten!

SPORTHOSE

Eine kurze Sporthose oder bequeme Leggings, in denen du „atmen“ kannst.

T-SHIRT

Zieh ein nicht allzu weites T-Shirt an, in dem du dich bequem und uneingeschränkt bewegen kannst.

KURZHANTELN

Leg dir ein Paar Kurzhanteln zu, damit du das Krafttraining intensivieren kannst, sobald du mit den Bewegungsabläufen vertraut bist.

DENK DRAN

→ **EINE FLASCHE WASSER** mit etwas Zitronensaft (oder einem anderen Zusatz nach deinem Geschmack) vorzubereiten.

→ **DEINEN IPOD** bei dir zu haben, damit du deinen Bewegungsdrang mit Musik noch verstärken kannst – und zwar am besten mit der Musik, die du hörst, wenn du allein im Zimmer bist oder in der Badewanne liegst (ja, ja, du weißt schon, welche Musik die richtige ist!)

WO UND WIE SOLL ICH TRAINIEREN?

WO DU WILLST!

Einer der Vorteile der hochintensiven Intervalltrainings: Du kannst es an jedem beliebigen Ort machen! Bei dir zu Hause, im Freien, im Fitnessraum, am Strand, im Urlaub oder, wenn du beruflich unterwegs bist, auch im Hotelzimmer.

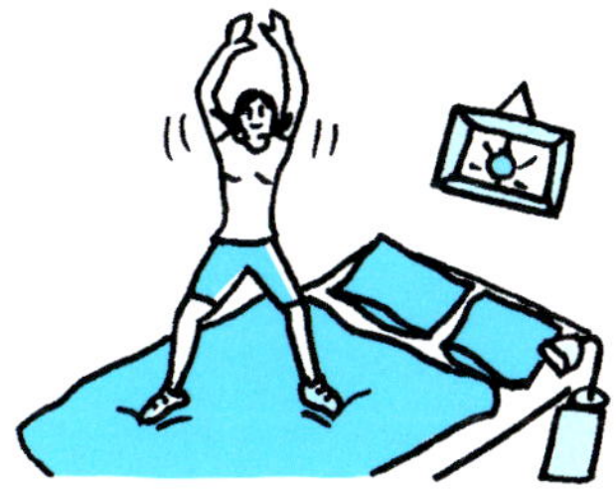

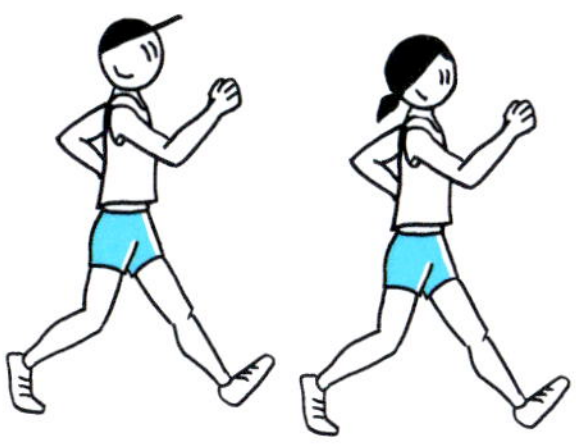

ALLEIN ODER GEMEINSAM!

Wie gesagt: HIIT ist ein Gemeinschaftssport – aber nur, wenn du willst! Hast du Lust auf Gesellschaft, weil dich das zusätzlich motiviert? Dann trainier mit Freunden zusammen! Leidest du lieber allein und im Stillen? Kein Problem – du kannst HIIT auch alleine machen.

DIE MOTIVATION

Wenn du ein bisschen angestupst und motiviert werden musst, solltest du mit einem Coach trainieren. Er hilft dir bei der richtigen Ausführung der Übung. Außerdem führt er dich, wenn du ihn darum bittest, Schritt für Schritt an deine Belastungsgrenze heran, damit du dich immer weiter steigerst – ohne Verletzungsgefahr!

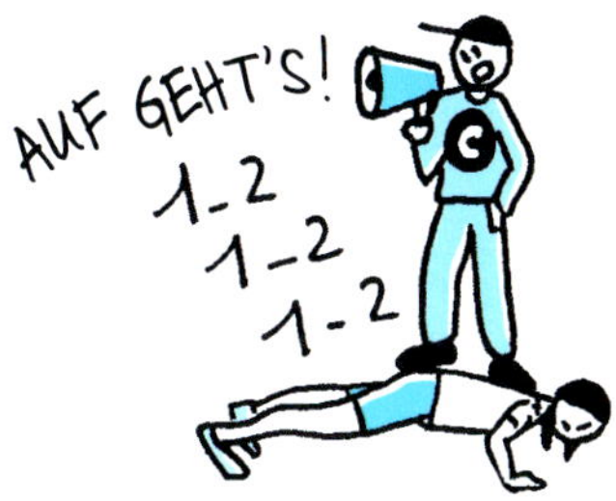

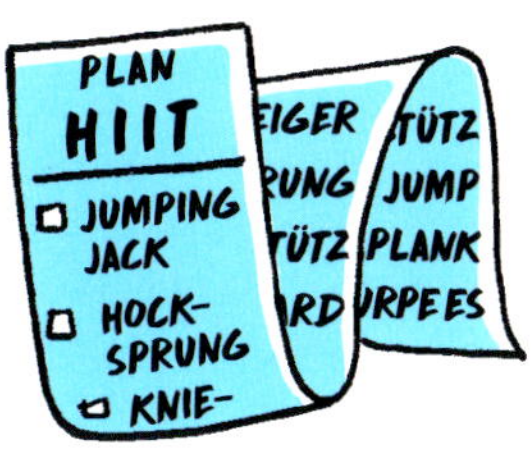

TRAINIEREN IM FITNESSSTUDIO HAT VORTEILE

Für das hochintensive Intervalltraining brauchst du keine Ausrüstung, außer dann und wann Kurzhanteln und Gewichte. Das Fitnessstudio hat also vor allem den Vorteil, dass du hier in aller Ruhe deine Workouts machen kannst. Wenn du dich bei einem Sportstudio anmeldest, kannst du außerdem das Kursangebot nutzen. Das ist eine gute Ergänzung zum HIIT.

DIE 10 WICHTIGSTEN ÜBUNGEN

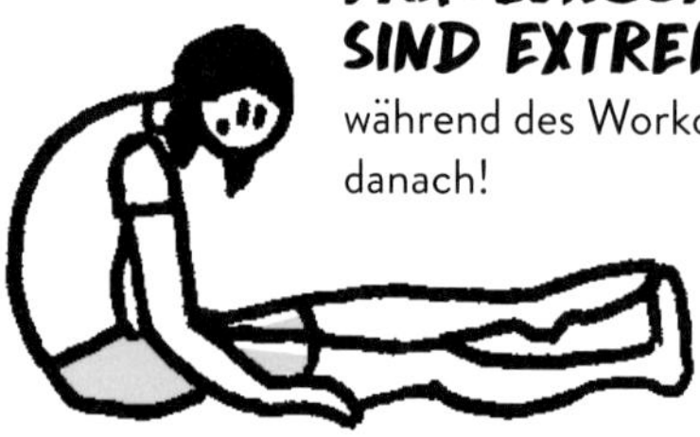

ERHOLUNGSPHASEN SIND EXTREM WICHTIG:
während des Workouts, aber auch danach!

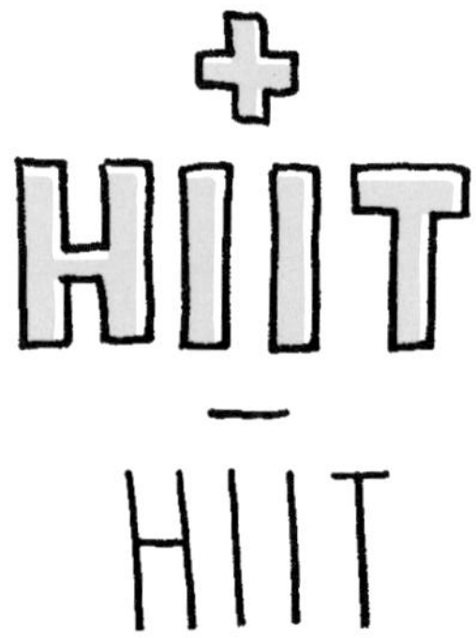

OHNE MOTIVATION GEHT ES NICHT:
Ich verrate dir meine Geheimtipps, wie du dich erfolgreich motivieren kannst!

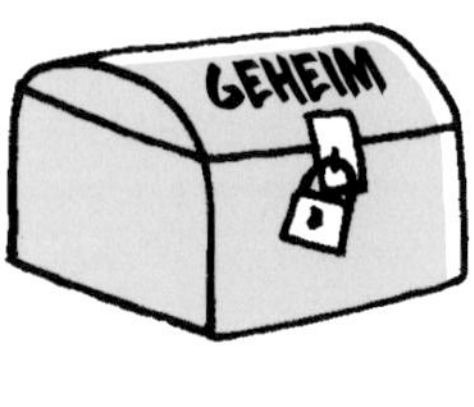

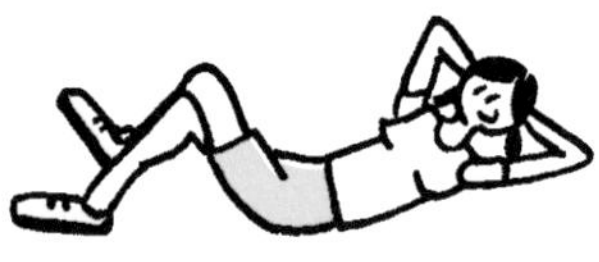

HÄNG AN DAS WORKOUT EIN PAAR SANFTE ÜBUNGEN AN,
um nach dem Intensivtraining wieder runterzukommen.

10 GRUNDÜBUNGEN FÜR DEN ANFANG
Du kannst auf zwei Intensitätsstufen ins HIIT einsteigen – eine niedrigere und eine höhere, je nach Ausgangsniveau.
Die Übungen prägen sich leicht ein, und schon bald wirst du nicht mehr darauf verzichten wollen!

ERHOLUNGSPHASEN

Erholung spielt beim HIIT eine entscheidende Rolle – während des Workouts und danach.

WÄHREND DES WORKOUTS

Beim HIIT ist Erholung **SEHR WICHTIG.** In den Erholungspausen schöpfst du die Kraft zum Weitertrainieren.

Einfach gesagt: Im Trainingsintervall, das 30 bis 40 Sekunden dauert, strengst du deinen Organismus und deine Muskeln mächtig an.

Nach dieser kurzen, aber intensiven Belastungsphase musst du deine Muskeln wieder mit Sauerstoff versorgen und neue Energie sammeln, damit du fit für die nächste Runde bist. Ziel ist, deinen Organismus sozusagen zu „schocken" – dafür werden zwischen den Phasen, in denen du dich möglichst voll verausgabst, Erholungsphasen von 30 bis 60 Sekunden eingebaut.

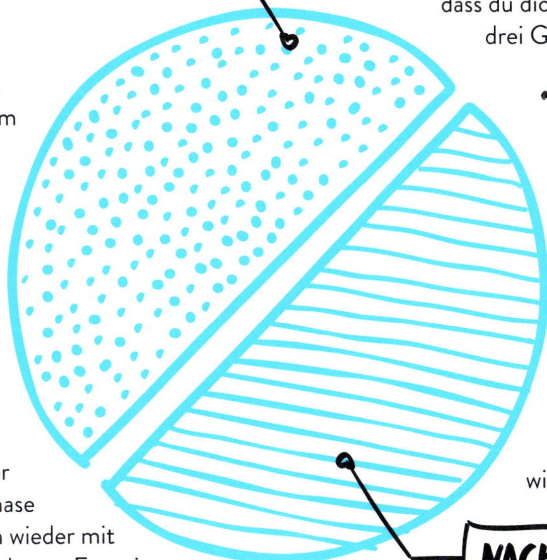

NACH DEM WORKOUT

Auch nach dem Workout ist es wichtig, dass du dich erholst. Dabei gelten drei Grundregeln:

- Beweg dich im Gehen, damit das Blut gut zirkuliert und die Muskeln mit frischem Sauerstoff versorgt werden.
- Trink immer wieder, um deinen Flüssigkeitshaushalt auszugleichen.
- Atme tief ein und aus, damit sich dein Puls wieder normalisiert.

GANZ WICHTIG: SETZ DICH NICHT HIN, SONDERN BLEIB IN BEWEGUNG!

WER PAUSEN MACHT, KANN BESSER UND ERFOLGREICHER TRAINIEREN

NACH DEM WORKOUT COOL DOWN

Nach einem HIIT-Workout geht es darum, den Puls langsam wieder zu senken, indem du zunächst umhergehst und dich dann auf den Boden legst und deine Muskeln entspannst.

Ich zeige dir **VIER ÜBUNGEN** zum Entspannen – probier sie einfach aus.

1 MUSKELN ENTSPANNEN

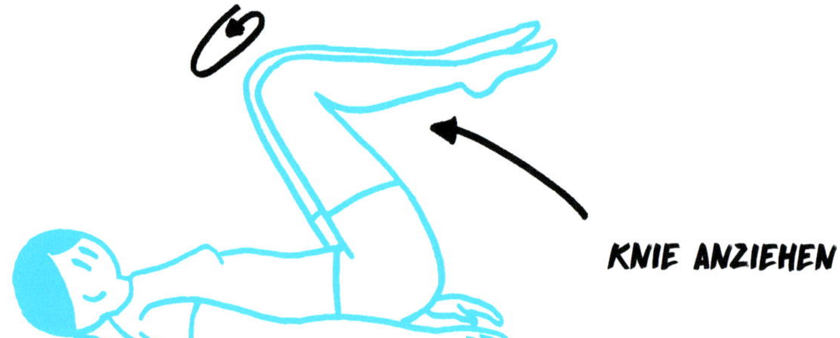

1. Leg dich ausgestreckt auf den Rücken und entspanne alle Muskeln.
2. Beide Knie zur Brust ziehen und dabei kleine kreisende Bewegungen machen – mal in die eine und dann in die andere Richtung.

2

RÜCKEN ENTSPANNEN

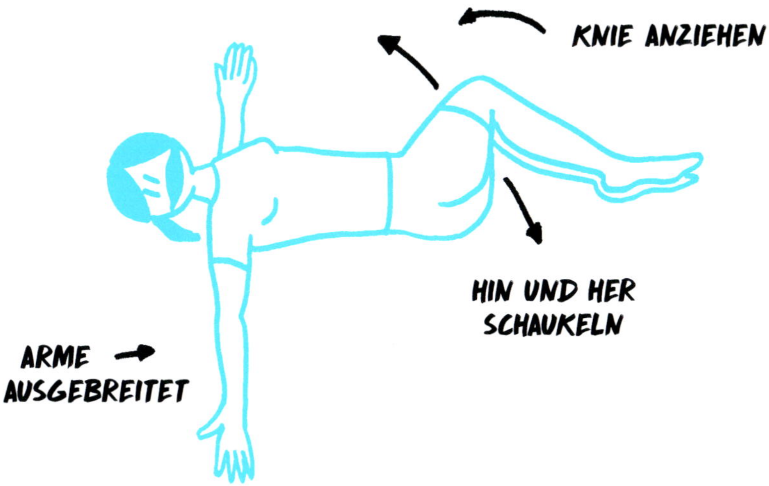

1. Leg dich ausgestreckt auf den Rücken und breite beide Arme aus.
2. Zieh die Knie an und schaukel hin und her.
3. Lass die Anspannung im Rücken und im ganzen Körper los.

3 STRECKEN

TIPP VON MARINE

Ich empfehle, ein paar Stunden nach dem HIIT-Workout oder am folgenden Tag Dehnübungen zu machen. Das steigert den Stretching-Effekt und das Wohlbefinden.

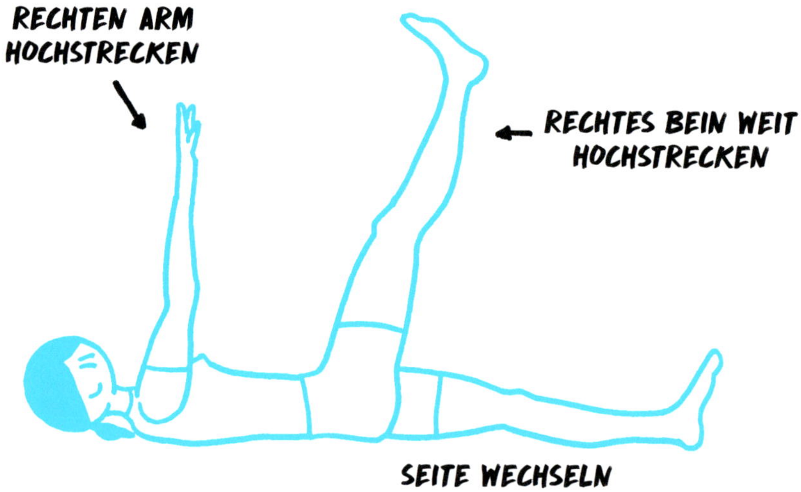

1. Leg dich ausgestreckt auf den Rücken.
2. Streck den rechten Arm und das rechte Bein weit nach oben.
3. Wiederhole die Übung auf der linken Seite.

4

EINROLLEN

TIPP VON MARINE

Konzentrier dich nicht zu sehr auf deine Atmung. Atme normal durch die Nase ein und durch den Mund aus – ganz einfach!

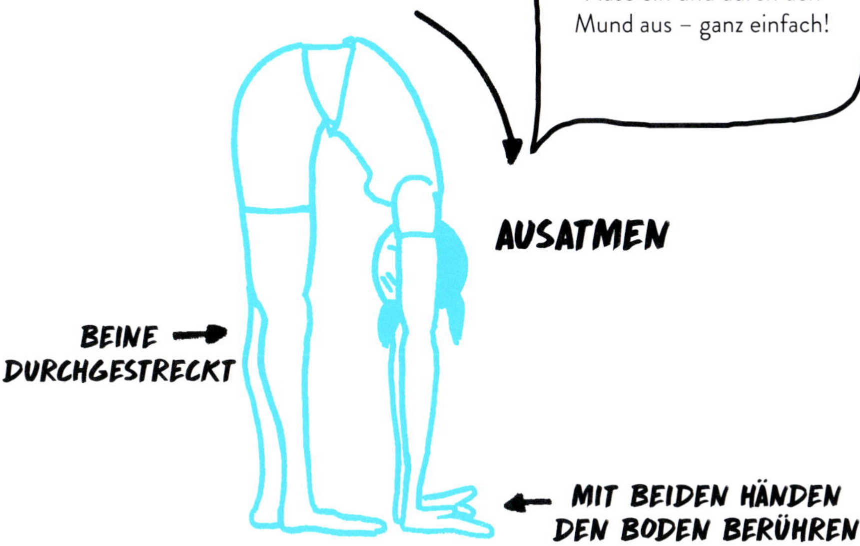

1. Stell dich mit durchgestreckten Beinen hin.
2. Versuche, mit den Händen den Boden zu berühren. Zieh dabei den Kopf ein und atme bei der Abwärtsbewegung aus.

ÜBUNG 1

HOCKSPRUNG

Diese Übung ist gut für Oberschenkel und Gesäßmuskeln – und für deine Kondition.

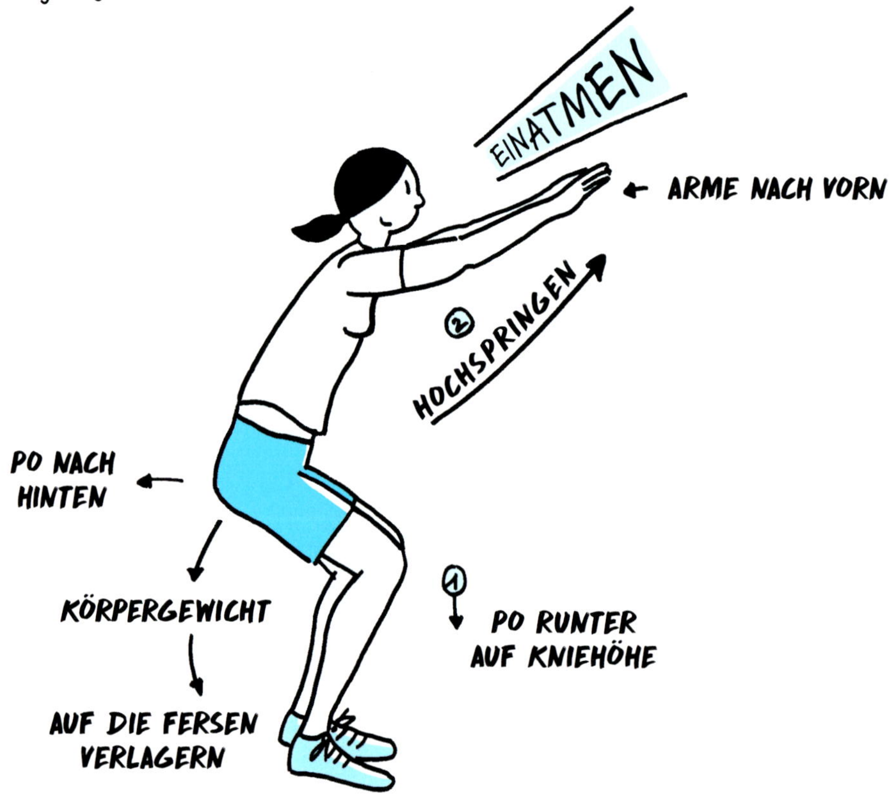

GRUNDÜBUNG

1. Stell dich aufrecht hin, atme ein und streck dabei Po und Arme (auf Hüfthöhe) nach hinten
2. Verlagere das Gewicht auf die Fersen und geh in die Hocke, bis sich dein Po auf Kniehöhe befindet.
3. Spring aus dieser Position hoch und streck dabei die Arme nach vorn.

LEICHTERE VARIANTE

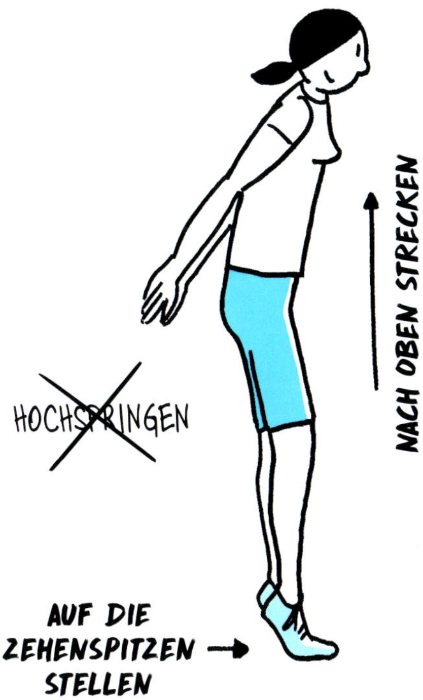

Stell dich einfach nur auf die Zehenspitzen, ohne hochzuspringen.

TIPP VON MARINE

Versuche, so hoch wie möglich zu springen. Nimm dabei die Arme zu Hilfe und streck dich möglichst weit nach oben.

ANSPRUCHSVOLLERE VARIANTE

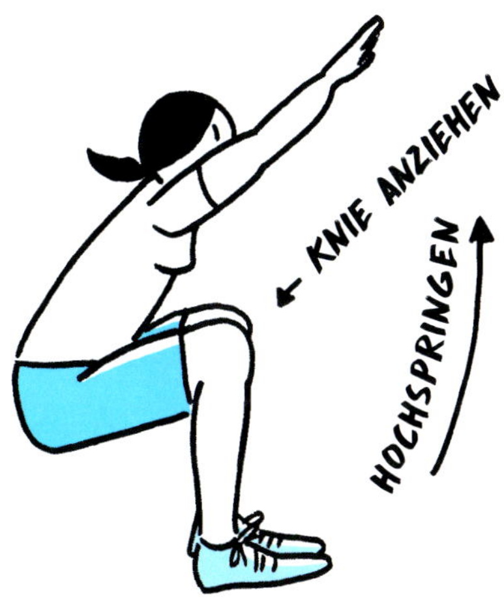

Mach einen Hocksprung und zieh dabei die Knie an.

ÜBUNG 2

BERGSTEIGER

Mit dieser Übung stärkst du deine Muskulatur – vor allem die Bauchmuskeln – und deine Kondition.

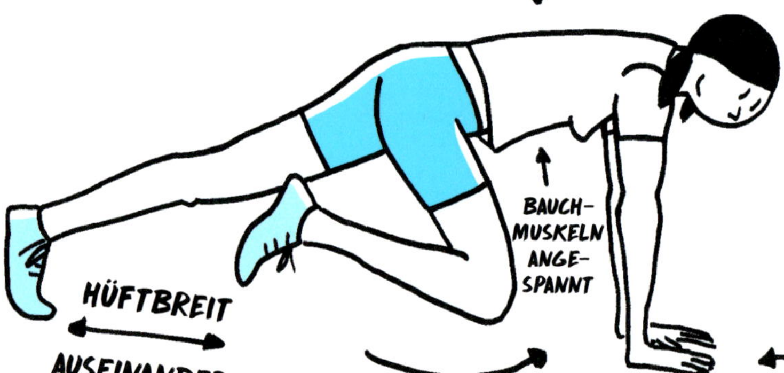
RÜCKEN GERADE
BAUCH-
MUSKELN
ANGE-
SPANNT
HÜFTBREIT
AUSEINANDER
HÄNDE
UNTER DEN
SCHULTERN
ABWECHSELND RECHTES
UND LINKES KNIE ANZIEHEN

GRUNDÜBUNG

1

Du startest in der Liegestützposition. Die Hände befinden sich genau unter den Schultern, die Füße stehen hüftbreit auseinander.

2

Zieh in kurzen Abständen abwechselnd das rechte und das linke Knie an. Achte darauf, dass dein Rücken gerade bleibt, und spann die Bauchmuskeln an.

LEICHTERE VARIANTE

Führ den Bewegungsablauf langsam aus. Setz den einen Fuß auf dem Boden ab, bevor du das andere Bein anziehst.

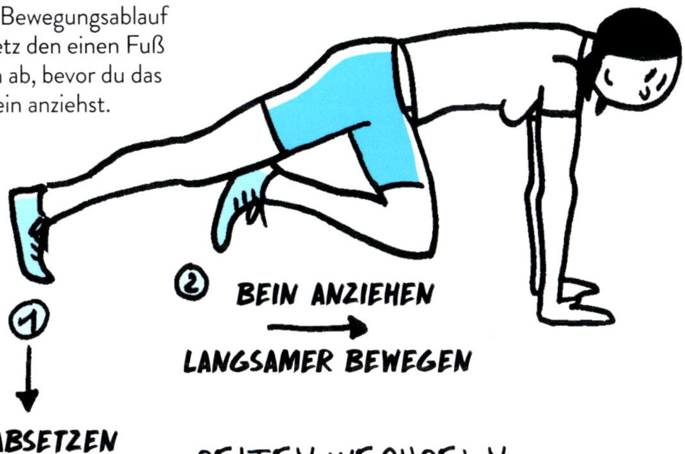

SEITEN WECHSELN

ANSPRUCHSVOLLERE VARIANTE

Führ den Bewegungsablauf schneller aus, und achte genau auf die richtige Haltung.

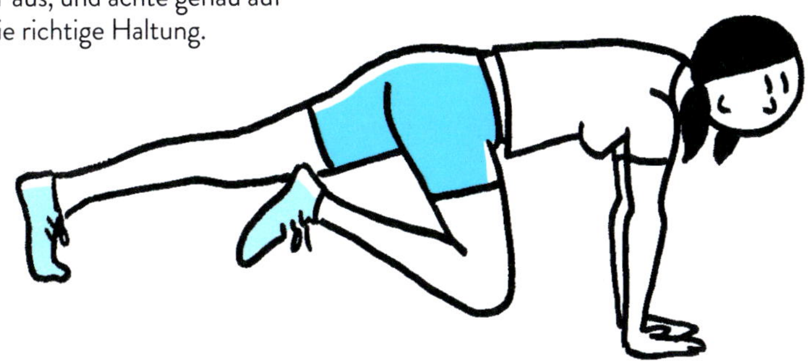

TEMPO STEIGERN

ÜBUNG 3

JUMPING JACK

Eine Übung für Oberschenkel, Gesäß- und Bauchmuskeln und den Rücken. Damit schlägst du viele Fliegen mit einer Klappe!

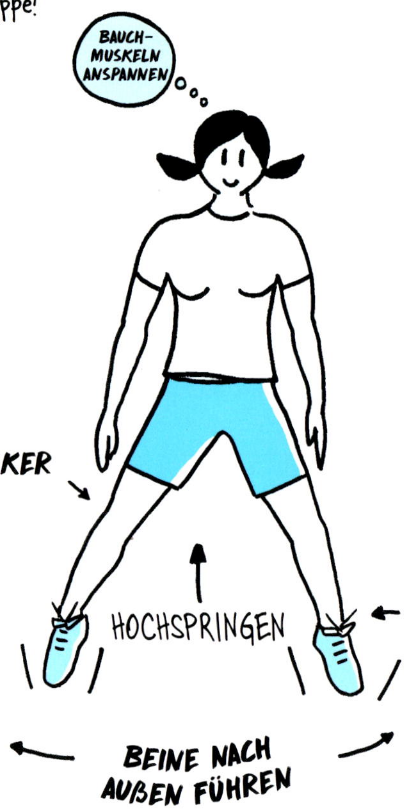

GRUNDÜBUNG

1. Stell dich aufrecht hin, die Füße stehen geschlossen.

2. Spring hoch und öffne dabei beide Beine mehr als schulterbreit. Die Bauchmuskeln bleiben angespannt. Das Gewicht liegt auf den Fersen, nicht auf den Zehenspitzen. Die Knie bleiben locker. Bewege dich dynamisch.

TIPP VON MARINE

Diese Übung sieht einfach aus, erfordert aber Körperbeherrschung. Achte bewusst auf deine Haltung.

LEICHTERE VARIANTE

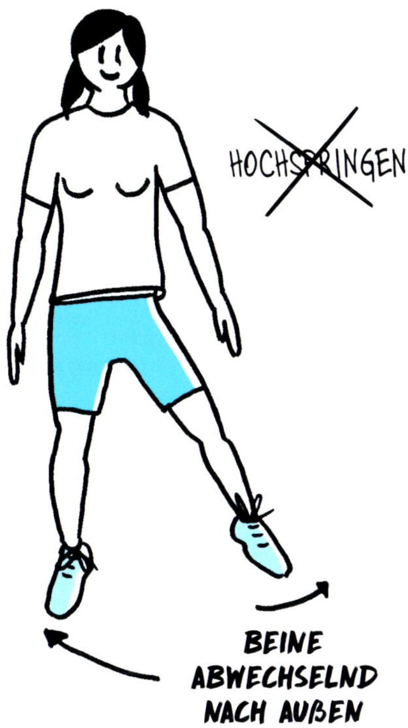

→ Spring nicht hoch, sondern bleib am Boden und hebe die Beine abwechselnd nach außen.

ANSPRUCHSVOLLERE VARIANTE

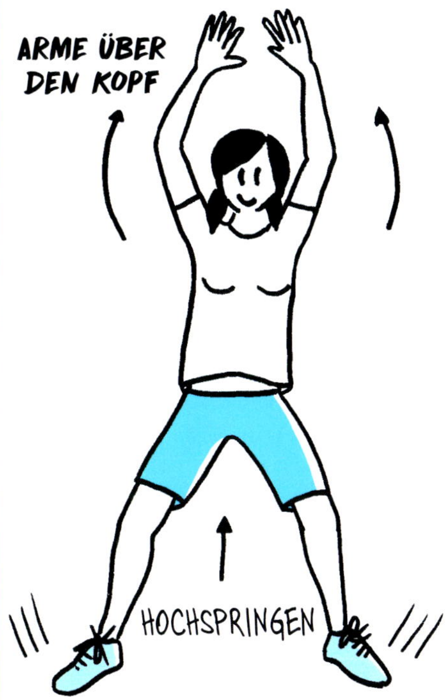

→ Führe die beiden Arme extra flott über dem Kopf zusammen.

ÜBUNG 4

DREHSPRUNG

Mit dieser Übung trainierst du Oberschenkel, Gesäßmuskulatur und Bauchmuskeln.
Achtung: Dreh dich immer in die gleiche Richtung, damit dir nicht schwindlig wird!

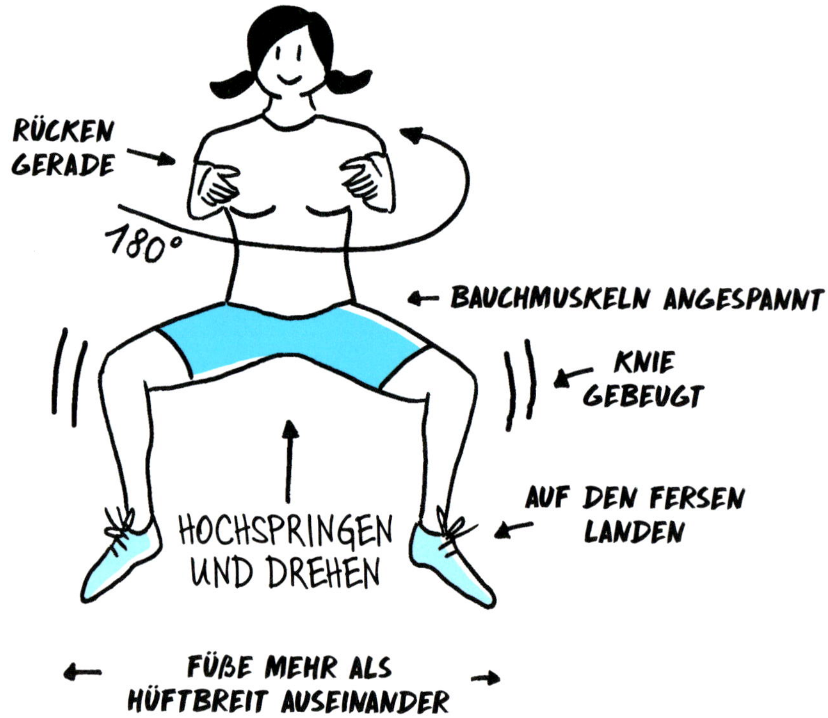

GRUNDÜBUNG

1. Geh mit geradem Rücken in die Hocke, die Füße mehr als hüftbreit auseinander, Knie gebeugt und Bauchmuskeln angespannt.
2. Spring hoch und dreh dich um 180 Grad, sodass du dich hinterher in der gleichen Haltung befindest, aber mit entgegengesetzter Blickrichtung.
3. Führe in rascher Folge eine Drehung nach der anderen aus und achte auf die richtige Körperhaltung. Lande immer auf den Fersen.

YouTube

DIESE ÜBUNG ZEIGE ICH DIR AUF MEINEM KANAL IM VIDEO

„Training extérieur en vacances"

LEICHTERE VARIANTE

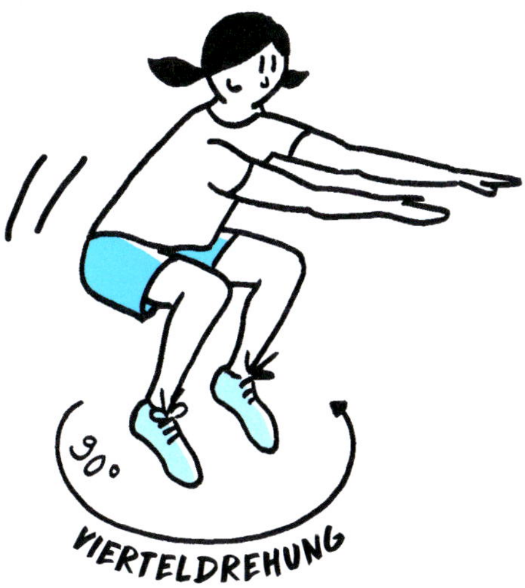

Mach statt der 180-Grad-Drehung eine 90-Grad-Drehung.

ANSPRUCHSVOLLERE VARIANTE

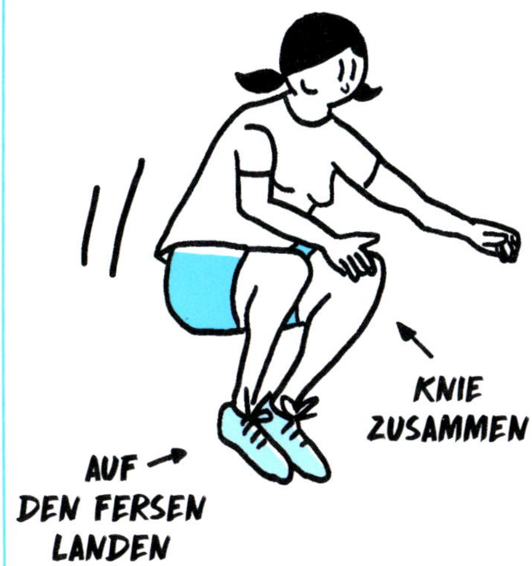

Geh tiefer in die Hocke oder halte die Knie zusammen, wenn du in der Luft bist.

ÜBUNG 5

PLANK MIT ÖFFNEN UND SCHLIEßEN DER BEINE

Mit dieser Übung stärkst du deine gesamte Bauch- und Rumpfmuskulatur.

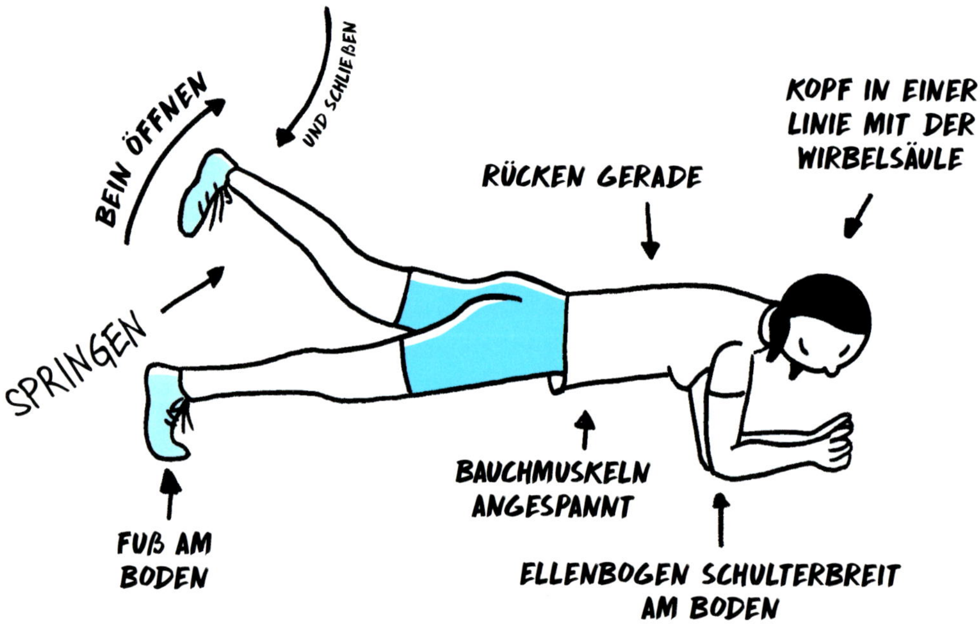

GRUNDÜBUNG

1

Diese Übung kannst du wahlweise im Plank (mit den Ellenbogen am Boden) oder im Liegestütz (auf den Händen) machen. Die Hände/Ellenbogen befinden sich unter den Schultern. Der Rücken ist gerade, die Bauchmuskulatur angespannt, die Füße sind am Boden und der Kopf ist in einer Linie mit der Wirbelsäule.

2

Schließe und öffne springend die Beine und achte dabei auf einen stabilen Rumpf. Kehre in die Ausgangsstellung zurück.

LEICHTERE VARIANTE

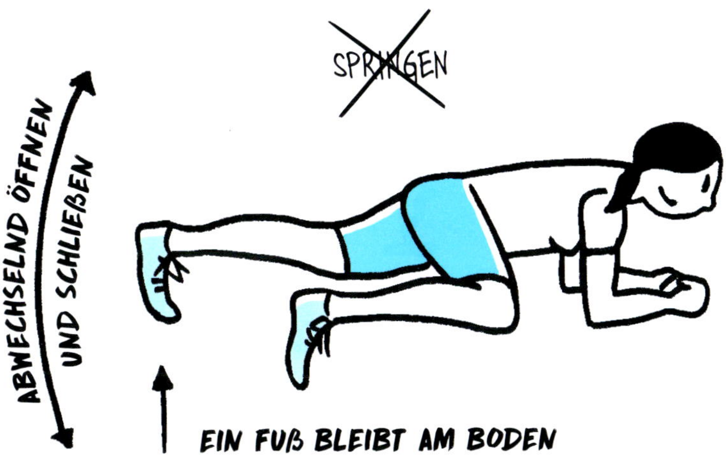

SPRINGEN
ABWECHSELND ÖFFNEN UND SCHLIEßEN
EIN FUß BLEIBT AM BODEN

Öffne und schließe die Beine abwechselnd, ohne zu springen, und achte darauf, dass immer mindestens ein Fuß den Boden berührt.

ANSPRUCHSVOLLERE VARIANTE

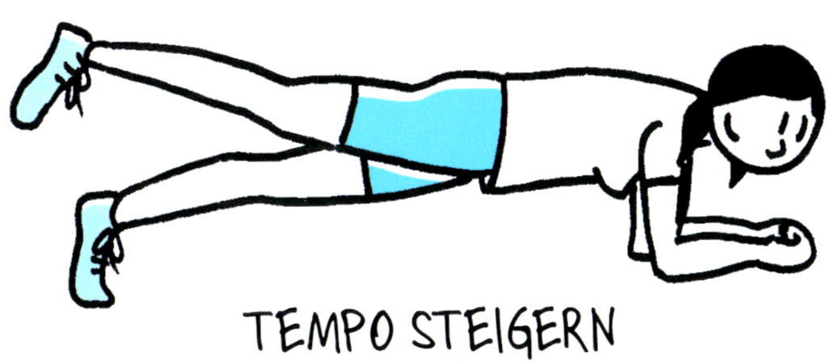

Führe die Übung in schnellerem Wechsel durch.

ÜBUNG 6

KNIEHEBEN

Diese Übung stärkt deine Kondition und Muskelspannkraft.

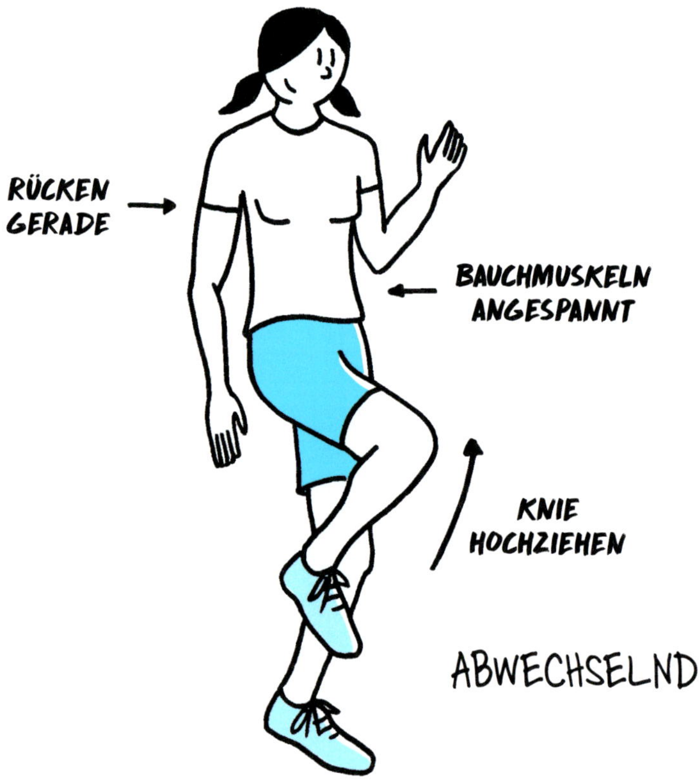

GRUNDÜBUNG

1. Stell dich aufrecht hin, die Füße stehen geschlossen.

2. Zieh abwechselnd das rechte und das linke Knie hoch und halte dabei den Rücken gerade. Die Bauchmuskeln bleiben die ganze Zeit angespannt.

You Tube

DIESE ÜBUNG ZEIGE ICH DIR AUF MEINEM KANAL IM VIDEO

„Affiner ses cuisses: entraînement à la maison et running“

LEICHTERE VARIANTE

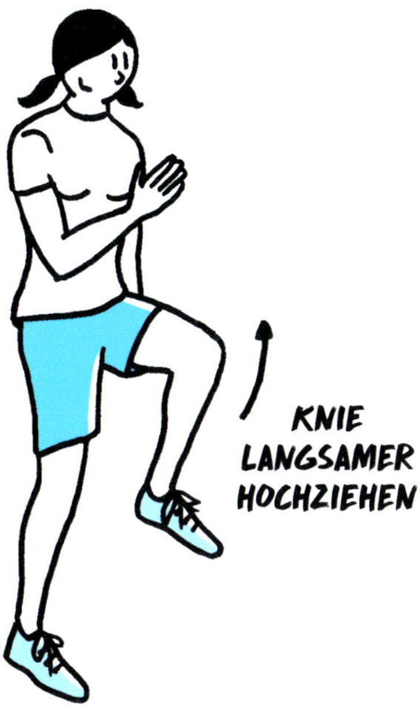

→ Zieh die Knie in einem langsameren Rhythmus hoch oder – wenn du das Ganze sanfter gestalten willst – führe die Übung im schnellen Gehen aus.

ANSPRUCHSVOLLERE VARIANTE

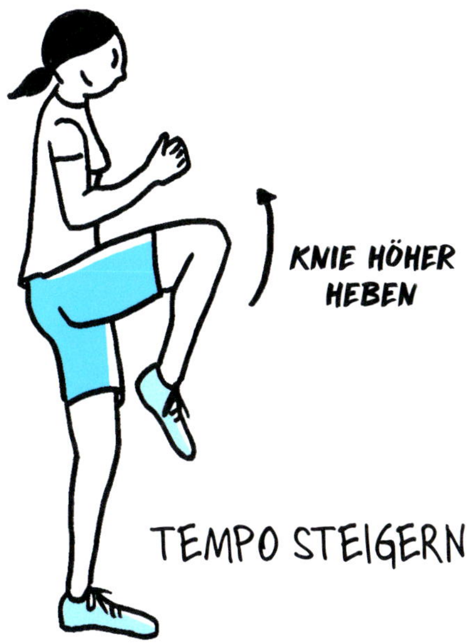

→ Zieh Knie schneller und höher (näher zur Brust).

ÜBUNG 7

LIEGESTÜTZ MIT SCHULTERBERÜHREN

Mit dieser Übung stärkst du deinen Oberkörper, die Bauchmuskeln und die Muskelspannkraft.

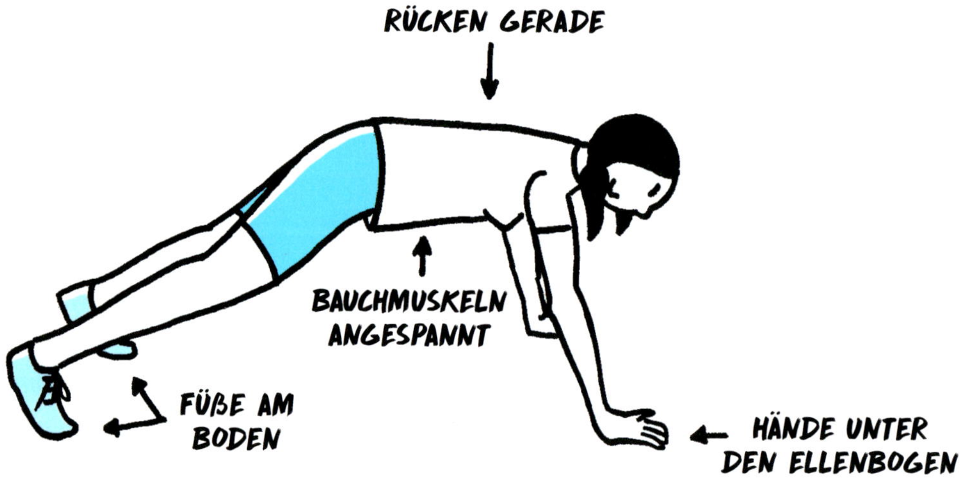

GRUNDÜBUNG

1. Gehe in den Liegestütz, die Hände unter den Schultern, Rücken gerade, Bauchmuskeln angespannt, Füße am Boden.
2. Atme ein, beuge die Ellenbogen und führe die Brust Richtung Boden. Spann die Bauchmuskeln an und halte den Rücken gerade. Drück dich beim Ausatmen mit den Händen wieder nach oben und berühre, wenn du oben angekommen bist, mit der rechten Hand deine linke Schulter.
3. Wiederhole die Übung auf der anderen Seite.

LEICHTERE VARIANTE

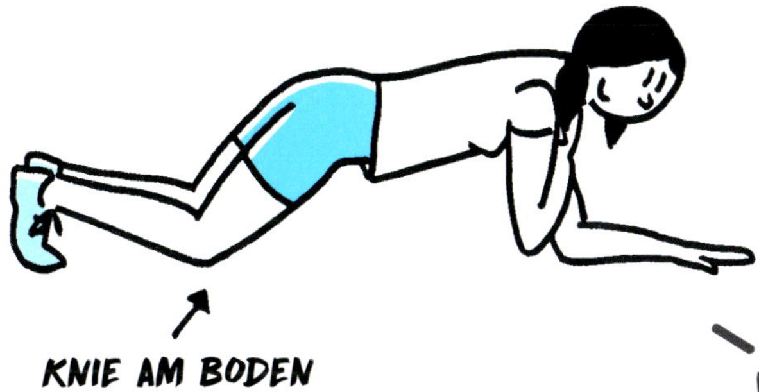

Stell die Knie am Boden auf.

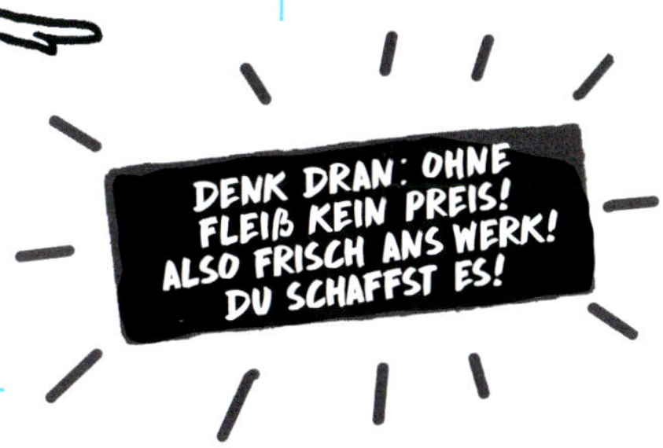
DENK DRAN: OHNE FLEIß KEIN PREIS! ALSO FRISCH ANS WERK! DU SCHAFFST ES!

ANSPRUCHSVOLLERE VARIANTE

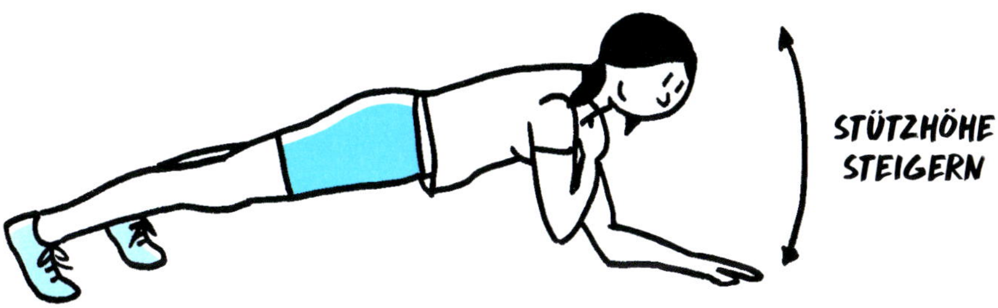

Steigere die Stützhöhe und führe die Übung schneller aus. Achte dabei auf die richtige Haltung.

ÜBUNG 8

SPLIT SQUAT JUMP

Mit dieser Übung stärkst du deine Oberschenkel- und Gesäßmuskeln und deine Kondition.

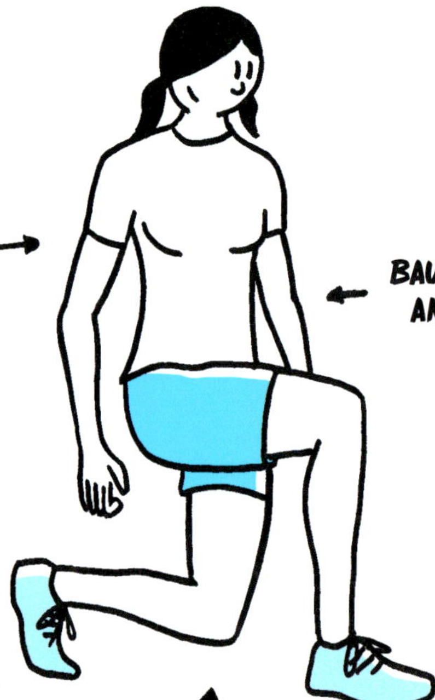

GRUNDÜBUNG

1

Füße in Ausfallschrittstellung. Der Körperschwerpunkt liegt zwischen beiden Füßen. Das vordere Knie steht im 90-Grad-Winkel, der hintere Fuß steht auf den Zehenspitzen. Rücken gerade und Bauchmuskeln angespannt.

2

Mach einen Strecksprung und wechsle dabei vorderen und hinteren Fuß. Strecke dich richtig lang und spann die Muskeln an.

LEICHTERE VARIANTE

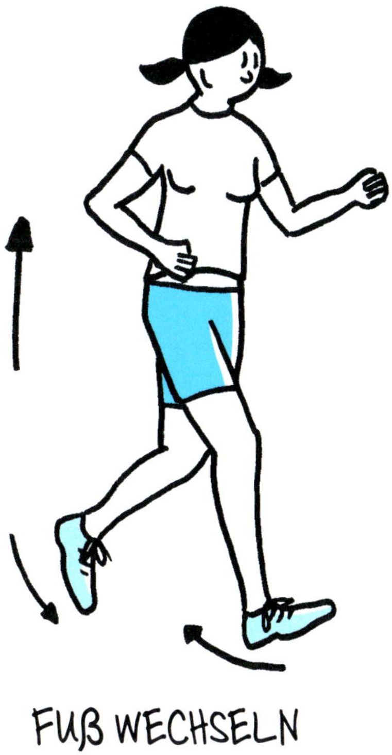

→ Mach die Übung, ohne hochzuspringen: Wechsle den vorderen und hinteren Fuß und geh bei jedem Wechsel tief in den Ausfallschritt.

YouTube

DIESE ÜBUNG ZEIGE ICH DIR AUF MEINEM KANAL IM VIDEO

„Affiner ses cuisses: entraînement à la maison et running“

ANSPRUCHSVOLLERE VARIANTE

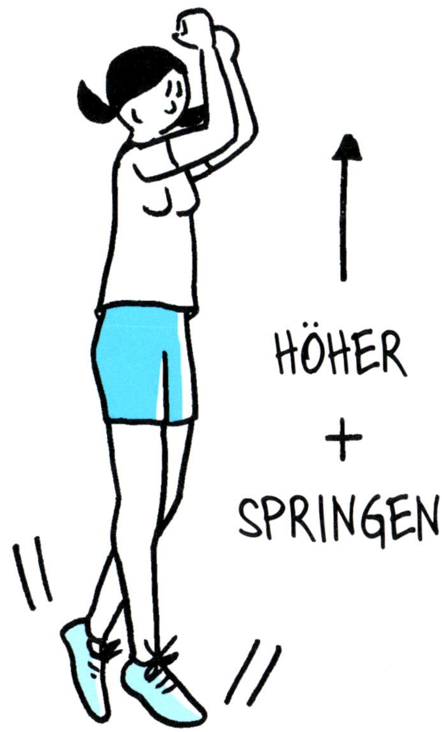

→ Spring höher und erhöhe das Tempo.

ÜBUNG 9

BURPEES

Mit diesen Übungen tust du etwas für deine körperliche Fitness. Sowohl dein Oberkörper und die Bauchmuskeln als auch die untere Körperhälfte werden gestärkt – also ein schönes Gesamtpaket!

GRUNDÜBUNG

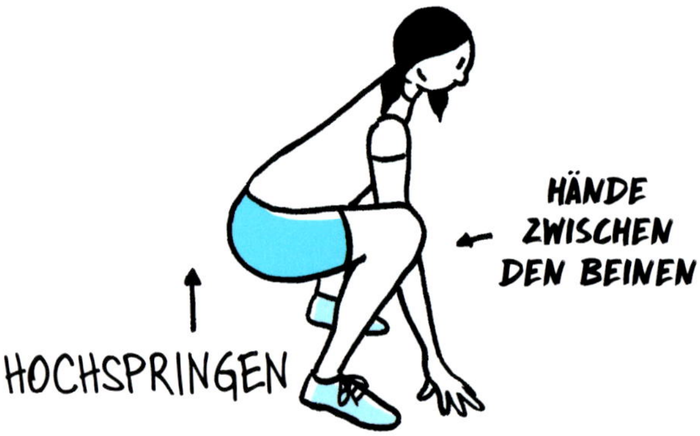

1

Du stehst aufrecht, den Rücken gerade. Geh in die Hocke und bring die Hände zwischen den Füßen auf den Boden.

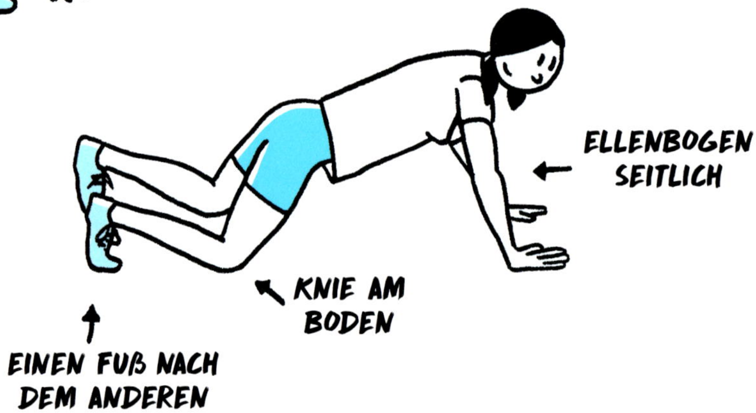

2

Spring in den Liegestütz, indem du die Beine nach hinten streckst. Die Bauchmuskeln sind angespannt.

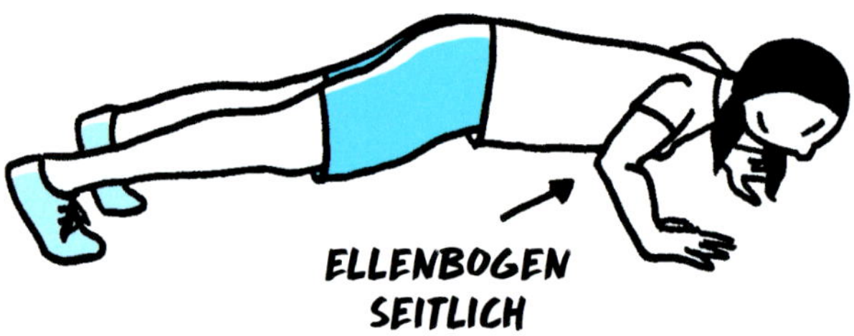

3

Geh in den tiefen Liegestütz. Die Ellenbogen befinden sich seitlich und die Brust zwischen den Händen. Wieder in die Hocke springen und die Füße zwischen die Hände bringen.

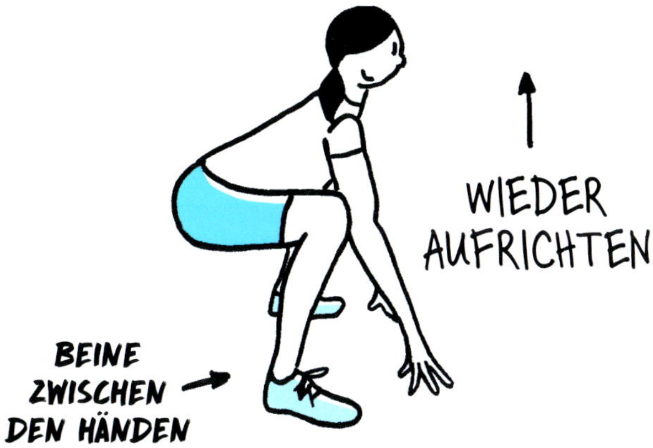

4

Richte dich aus der Hocke wieder auf und streck den Rücken.

LEICHTERE VARIANTE

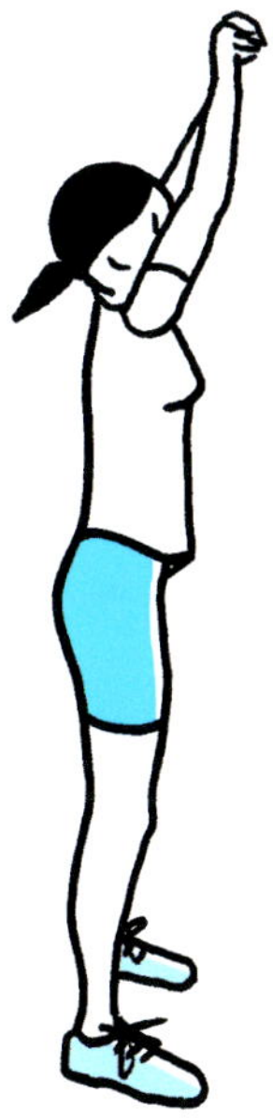

Beim Sprung in den Liegestütz erst einen Fuß, dann den anderen nach hinten setzen. Im Liegestütz die Knie aufsetzen. Aufrichten, ohne hochzuspringen.

ANSPRUCHSVOLLERE VARIANTE

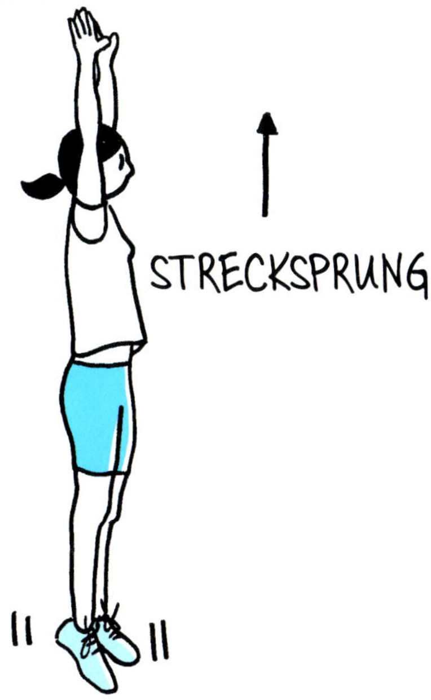

Mache nach dem Aufrichten einen Strecksprung. Dabei die Arme über den Kopf strecken.

ÜBUNG 10

PLANK-LIEGESTÜTZ

Eine gute Übung für den Oberkörper und vor allem für die Bauchmuskulatur.

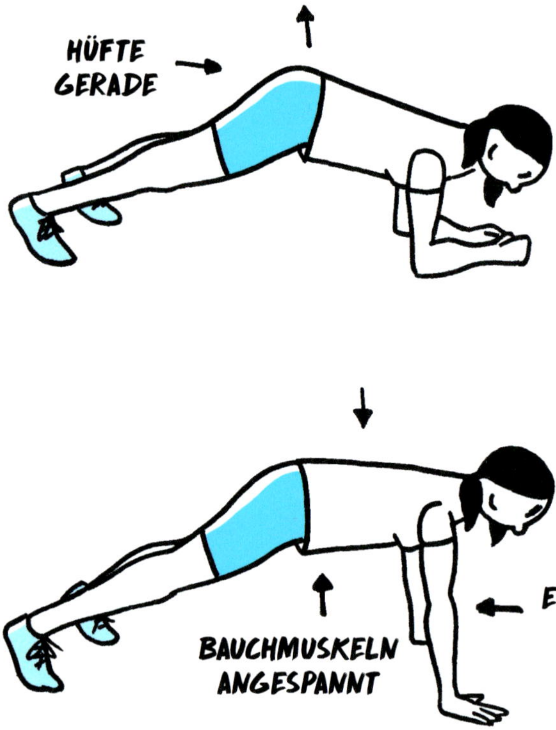
HÜFTE GERADE
MIT DEN HÄNDEN NACH OBEN DRÜCKEN
BAUCHMUSKELN ANGESPANNT
ELLENBOGEN UNTER DEN SCHULTERN

GRUNDÜBUNG

1. Begib dich in den Plank. Die Ellenbogen befinden sich unter den Schultern. Der Rücken ist gerade und die Bauchmuskulatur angespannt.
2. Stütz dich auf deine Hände und drück dich nach oben, ohne dass die Knie den Boden berühren.
3. Im Wechsel vom Unterarm- in die Liegestütz gehen und umgekehrt.

LEICHTERE VARIANTE

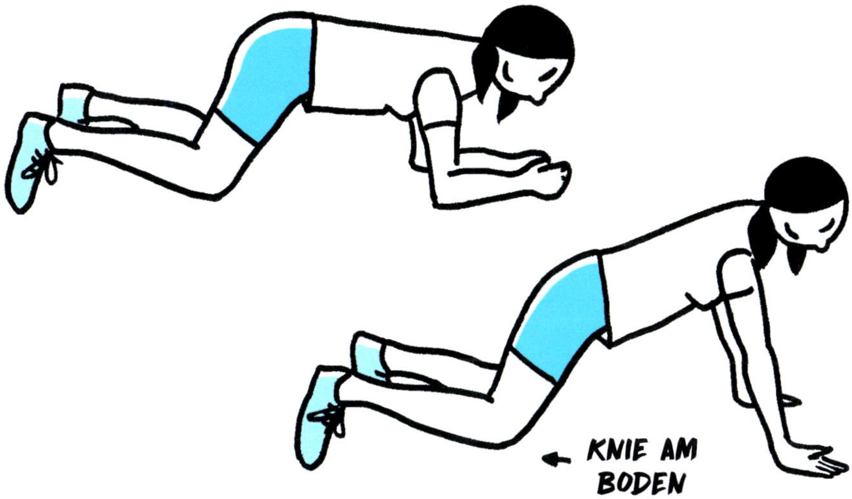
KNIE AM
BODEN

Stell die Knie am Boden auf.

ANSPRUCHSVOLLERE VARIANTE

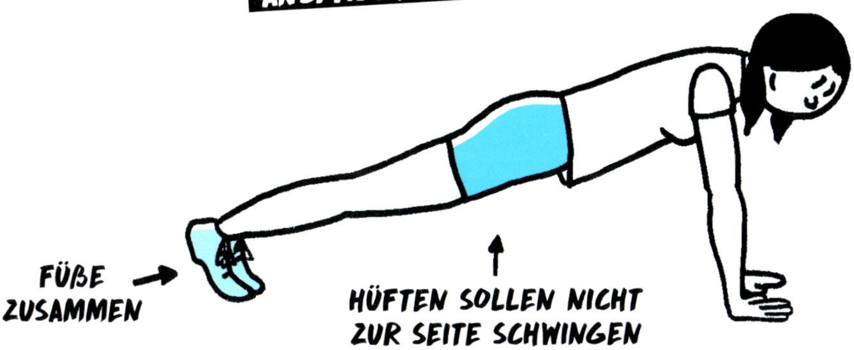
FÜẞE
ZUSAMMEN
HÜFTEN SOLLEN NICHT
ZUR SEITE SCHWINGEN

Stell die Füße eng beieinander auf und versuche zu vermeiden, dass die Hüfte zur Seite dreht.

TIPPS ZUM DURCHHALTEN

1 WENN ES SCHWIERIG WIRD,

weil du dich außerhalb deiner Komfortzone befindest, gönn dir eine Pause und frage dich, warum dir das Training gerade schwerfällt und was du tun kannst, um einen Schritt weiter zu gehen und dich zu steigern. Wo ist die Belastung am größten: Sind es die Muskeln, die schmerzen? Ist dein Herz-Kreislauf-System zu sehr gefordert?

TIPPS VON MARINE

So kannst du dich motivieren und steigern, wenn du mal schwächelst.

2 TRAINIERE MIT FREUNDEN UND FORDERE DICH –

arbeite vor allem an der Übungsausführung. Die richtige Körperhaltung ist ein Garant für den richtigen Bewegungsablauf.

3 NOTIERE DIR ZU BEGINN DES TRAININGS,

wo und wann dir etwas weh tut. Nimm dir diese Notizen ein paar Wochen später wieder vor und führ dir deine Fortschritte vor Augen. Du wirst von der Veränderung beeindruckt sein!

4 SETZ DIR KLEINE ZIELE,

die leicht zu erreichen und nicht allzu schwer zu halten sind. Du wirst dich freuen und stolz sein, sie erreicht zu haben. Jede Woche oder jeden Monat setzt du dir ein neues Ziel!

5 MACH NACH DEM WORKOUT EIN SELFIE.

Ja, im Ernst: Puterrot, verschwitzt und mit ruinierter Frisur! Das zeigt dir, dass du hart trainierst! Außerdem kannst du dir das Selfie an motivationsschwächeren Tagen anschauen und dir sagen: Ja, ich hab's geschafft. Mir ging's hinterher richtig gut. Ja, ich mach mich wieder ans Werk! Und wenn du magst, kannst du in den sozialen Netzwerken deine Freunde an deinem Sieg über dich selbst teilhaben lassen.

DEIN 1-MONATS-PROGRAMM

4 **WOCHEN FÜR DEIN NIVEAUGERECHTES TOP-TRAINING**

HIIT LÄSST SICH GUT KOMBINIEREN mit anderen Sportarten. Das sorgt für noch mehr Dynamik und noch größere Trainingseffekte.

TIPPS FÜR ALLE, DIE SICH MIT ANDEREN MESSEN WOLLEN – beim Triathlon oder gar beim IronMan (warum nicht?)

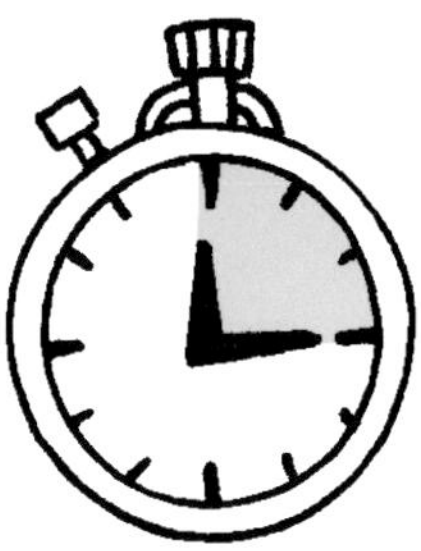

BELASTUNGSPHASEN VERLÄNGERN UND ERHOLUNGSZEITEN VERKÜRZEN. So heißt das Erfolgsgeheimnis!

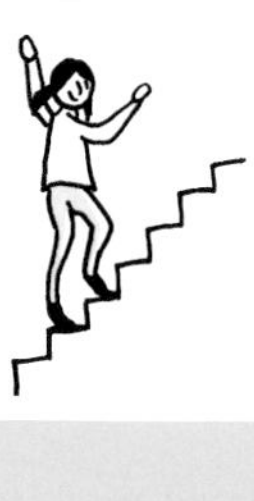

DU KANNST DIE ÜBUNGEN IN DEINEN ALLTAG EINBAUEN. Folge dazu einfach meinen Tipps und Tricks.

BEWEGUNG IST ANGESAGT!

ERSTE WOCHE

Zum Einstieg solltest du den Test auf Seite 6 machen, dir gute Schuhe kaufen und mit Ärztin oder Arzt abklären, ob du für HIIT fit genug bist.

Für die erste Woche empfehle ich drei Workout-Tage und optional eine sportliche Aktivität deiner Wahl. Dabei kannst du die Übungen auch anders kombinieren, das bleibt dir überlassen. Mit der Zeit wirst du Vorlieben entwickeln. Aber pass auf, mir entgeht nichts! Such dir nicht ständig die leichtesten Übungen aus, sondern fordere dich immer wieder selbst mit Übungen heraus, die dir noch nicht so leicht fallen (Fortschrittsgarantie! ☺). Nutze dafür auch die anspruchsvolleren Varianten. Fühlst du dich einmal unwohl oder fallen dir die Workouts schwer, wähle an diesem Tag die leichteren Übungsvarianten.

MONTAG

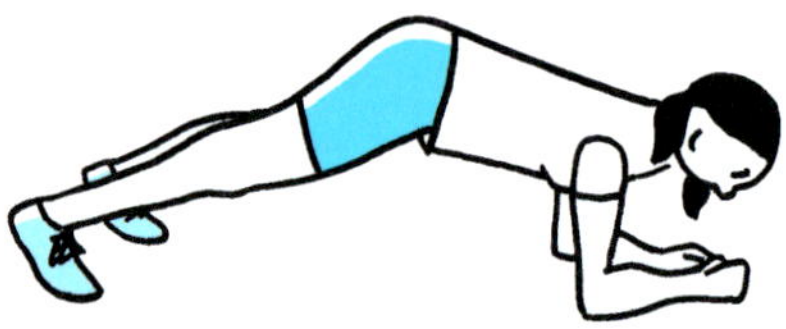

BAUCHMUSKELN – OBERKÖRPER

- **12** Liegestütz mit Schulterberühren
- **50** Bergsteiger
- **24** Plank-Liegestütz
- **10** Burpees

→ 4 oder 5 Durchgänge. Die Länge der Erholungspausen zwischen den Durchgängen richtet sich nach deinem Testergebnis (siehe Seite 7).

DIENSTAG

SPORT NACH WAHL ODER ERHOLUNG

MITTWOCH

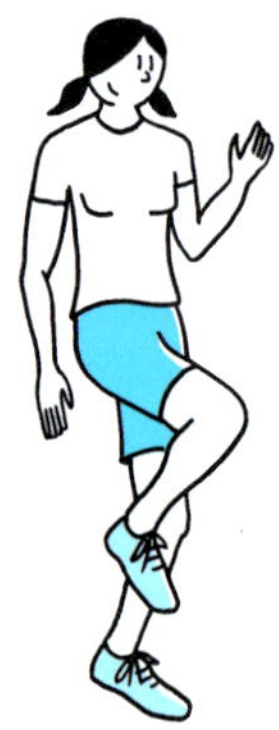

UNTERE KÖRPERHÄLFTE

- **20** Split Squat Jumps
- **50** Knieheben
- **15** Jumping Jack
- **12** Drehsprünge

→ 4 oder 5 Durchgänge. Die Länge der Erholungspausen zwischen den Durchgängen richtet sich nach deinem Testergebnis (siehe Seite 7).

DONNERSTAG

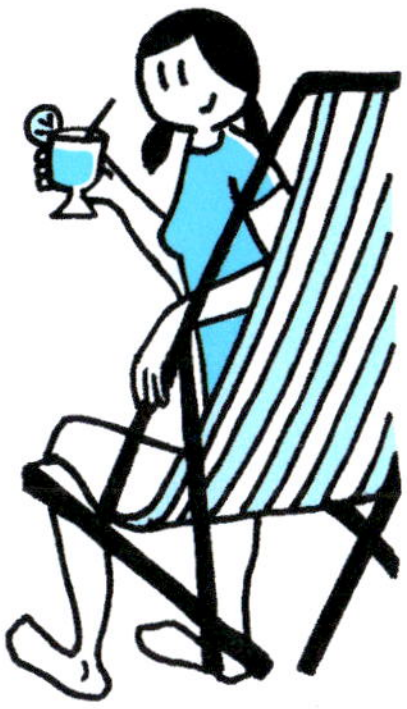

ERHOLUNG

FREITAG

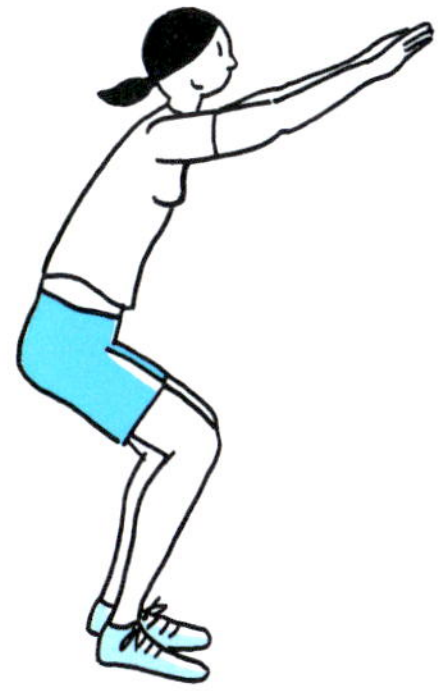

HERZ

12 Hocksprünge

12 Drehsprünge

50 Knieheben

20 Plank mit Öffnen und Schließen der Beine

→ 4 oder 5 Durchgänge. Die Länge der Erholungspausen zwischen den Durchgängen richtet sich nach deinem Testergebnis (siehe Seite 7).

MEINE FITNESSWOCHE

MONTAG ____________

DIENSTAG ____________

MITTWOCH ____________

DONNERSTAG ____________

FREITAG ____________

SAMSTAG ____________

SONNTAG ____________

SAMSTAG

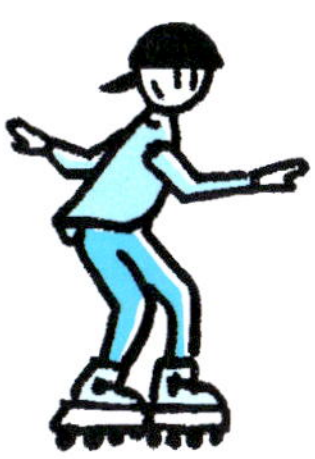

SPORT NACH WAHL

ODER

ERHOLUNG

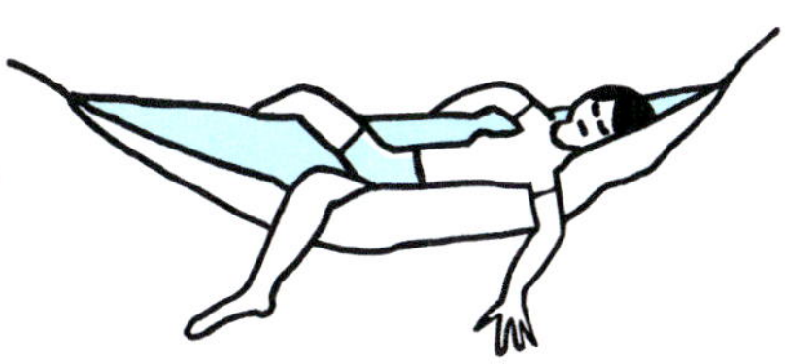

SONNTAG

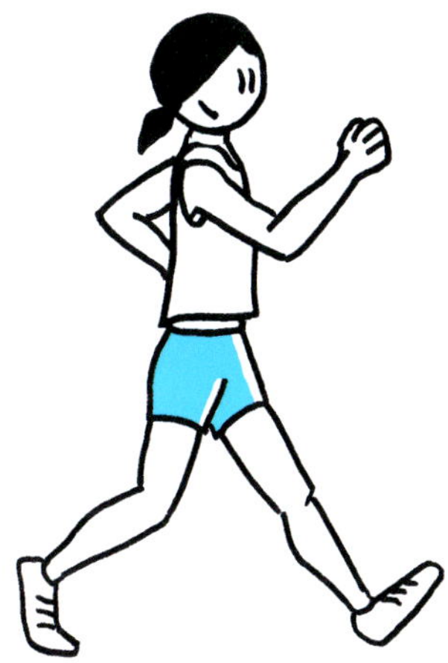

GEHEN ODER LAUFEN

BEWEGUNG IST ANGESAGT!

ZWEITE WOCHE

Bevor du in die zweite Woche einsteigst, ziehe ein Fazit der ersten Woche. Sei auf jeden Fall stolz auf dich! Was kam dir einfach vor, was war weniger einfach? Welche Übung hat dir Schwierigkeiten bereitet – und konkret in welchem Moment? Lies dir die Übungsbeschreibungen ruhig immer wieder durch, damit du den Ablauf sicher und ohne Verletzungsgefahr beherrschst. In der zweiten Woche wirst du etwas weniger Erholungszeiten haben als in der ersten Woche. Die Anzahl der Übungen ist gegenüber der ersten Woche unverändert, aber die Erholungspausen sind 30 Sekunden kürzer als in Woche eins.

MONTAG

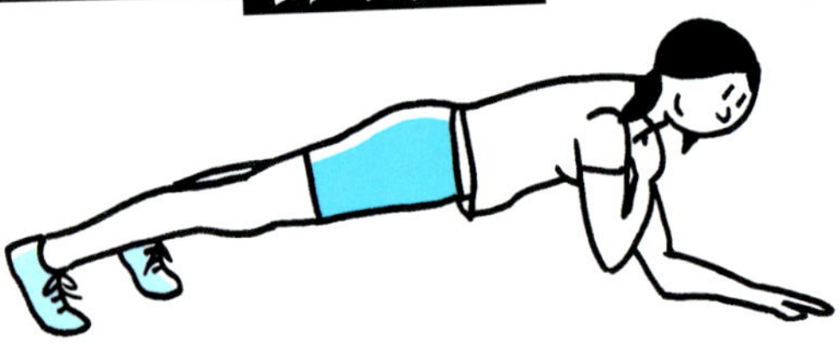

BAUCHMUSKELN – OBERKÖRPER

- **24** Plank-Liegestütz
- **10** Burpees
- **12** Liegestütz mit Schulterberühren
- **50** Bergsteiger

→ 4 oder 5 Durchgänge. Die Länge der Erholungspausen zwischen den Durchgängen richtet sich nach deinem Testergebnis (siehe Seite 7).

DIENSTAG

SPORT NACH WAHL ODER ERHOLUNG

MITTWOCH

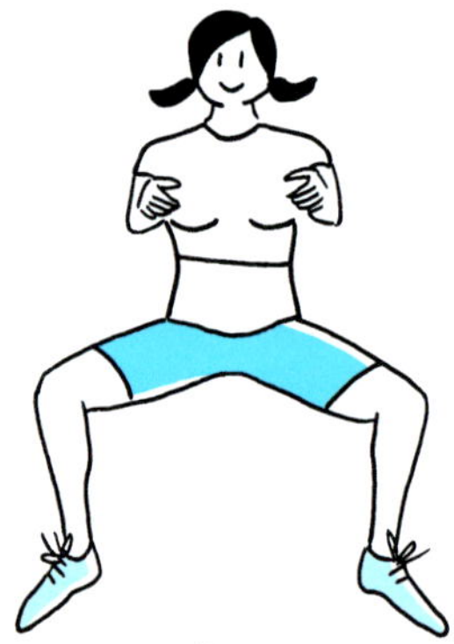

UNTERE KÖRPERHÄLFTE

- **12** Drehsprünge
- **15** Jumping Jack
- **50** Knieheben
- **20** Split Squat Jumps

→ 4 oder 5 Durchgänge. Die Länge der Erholungspausen zwischen den Durchgängen richtet sich nach deinem Testergebnis (siehe Seite 7).

DONNERSTAG

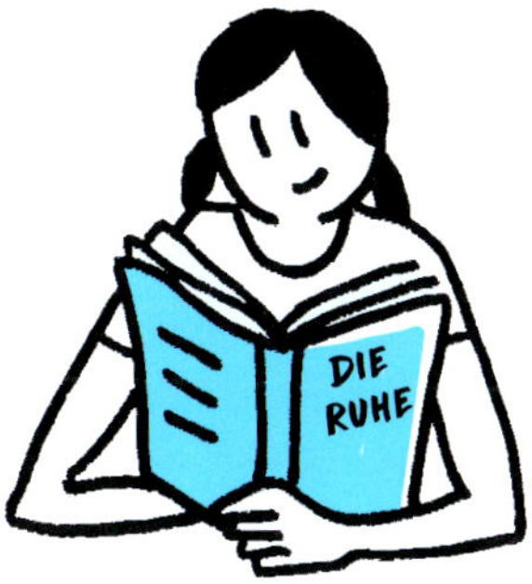

ERHOLUNG

FREITAG

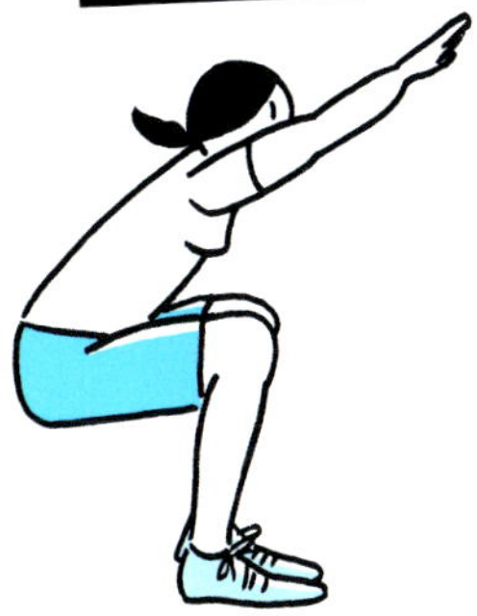

HERZ

20 Plank mit Öffnen und Schließen der Beine

50 Knieheben

12 Drehsprünge

12 Hocksprünge

→ 4 oder 5 Durchgänge. Die Länge der Erholungspausen zwischen den Durchgängen richtet sich an deinem Testergebnis (siehe Seite 7).

MEINE FITNESSWOCHE

MONTAG ______

DIENSTAG ______

MITTWOCH ______

DONNERSTAG ______

FREITAG ______

SAMSTAG ______

SONNTAG ______

SAMSTAG

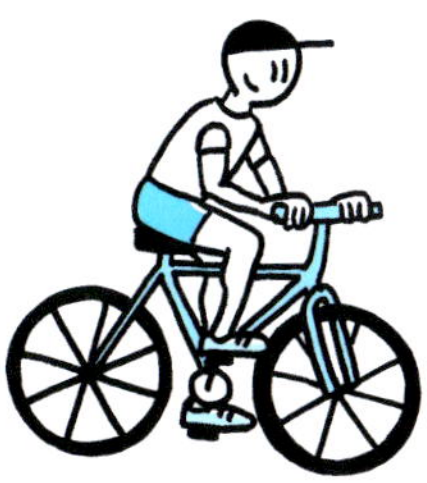

SPORT NACH WAHL ODER

ERHOLUNG

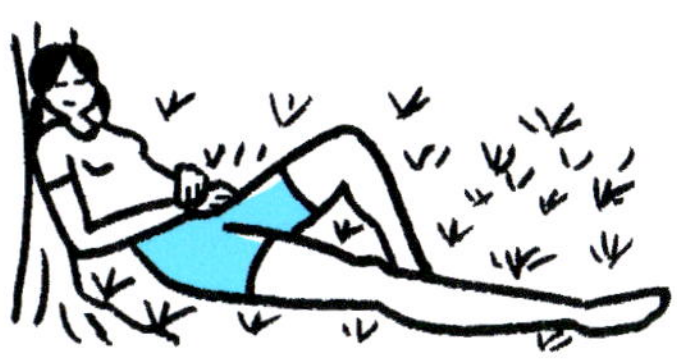

SONNTAG

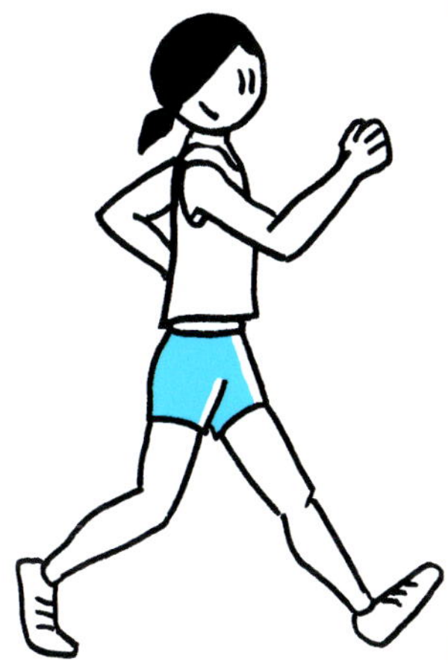

GEHEN ODER LAUFEN

→ Längere Strecke wählen oder Laufzeit verlängern.

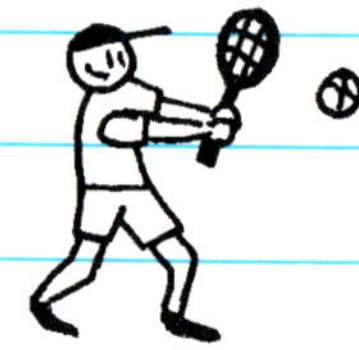

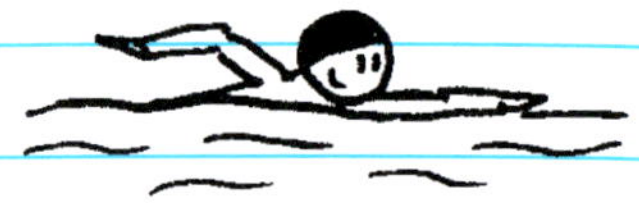

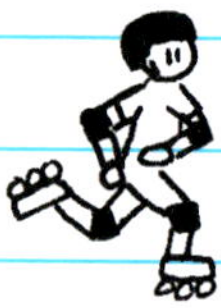

WIE WÄRE ES MIT NOCH MEHR SPORT?

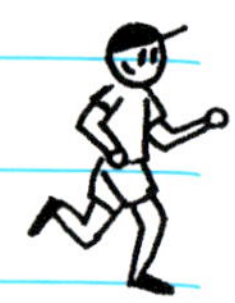

HIIT LÄSST SICH PRIMA MIT VERSCHIEDENEN SPORTARTEN KOMBINIEREN. SO KANNST DU DICH GLEICH IN MEHREREN DISZIPLINEN HERAUSFORDERN.

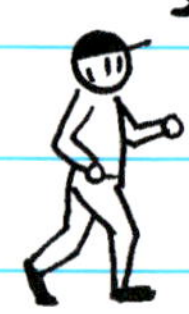

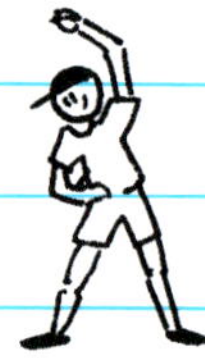

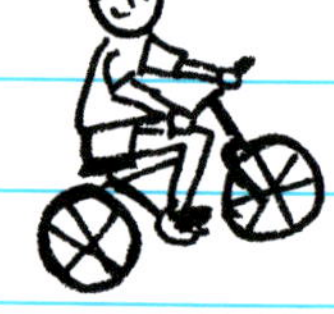

LAUFEN

Beim Laufen entwickeln deine Muskeln Ausdauer und deine untere Körperhälfte mehr Kraft. Wenn du dann auch noch Dehnübungen dazunimmst, bekommst du zusehends mehr Schwung und Spannkraft in den Beinen.

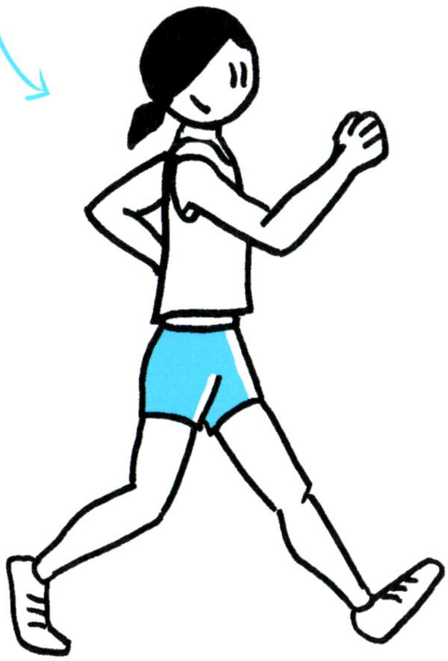

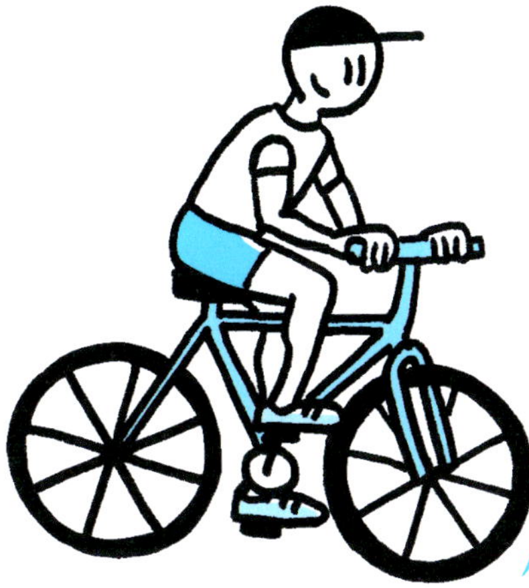

RADFAHREN

Beim HIIT trainierst du dein Herz und kräftigst die Beine (vor allem mit den Übungen für die untere Körperhälfte). Wie beim Laufen kannst du deshalb auch auf dem Fahrrad deine Muskeln weiter trainieren. Du kommst nicht so leicht aus der Puste und hältst länger durch.

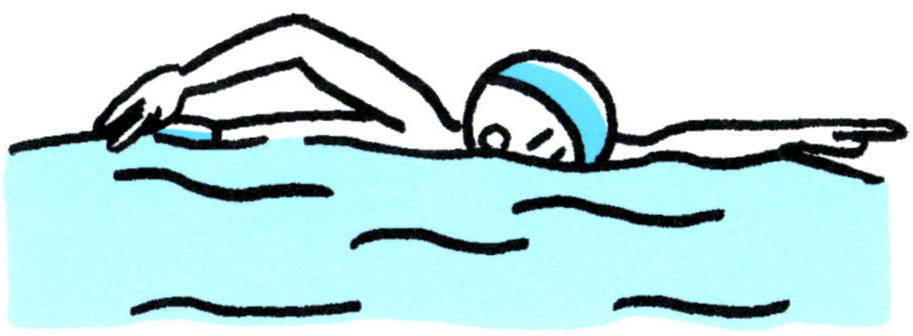

SCHWIMMEN

Für Schwimmer ist HIIT eine ausgezeichnete Trainingsergänzung, weil es die Bauch- und Rumpfmuskeln stärkt. Eine starke Bauchmuskulatur ist für eine gute Schwimmtechnik ganz wichtig.

BEWEGUNG IST ANGESAGT!

DRITTE WOCHE

In dieser Woche machst du von jeder Übung vier mehr. Die Erholungszeiten bleiben gegenüber der zweiten Woche unverändert.

MONTAG

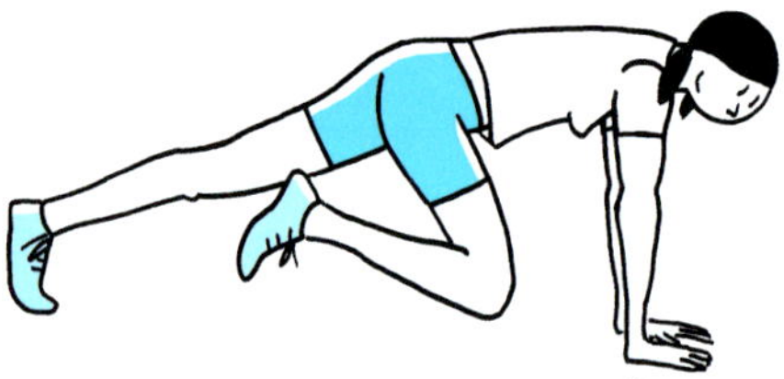

BAUCHMUSKELN – OBERKÖRPER

- **28** Plank-Liegestütz
- **14** Burpees
- **16** Liegestütz mit Schulterberühren
- **54** Bergsteiger

→ 6 oder 7 Durchgänge. Die Länge der Erholungspausen zwischen den Durchgängen richtet sich an deinem Testergebnis (siehe Seite 7).

DIENSTAG

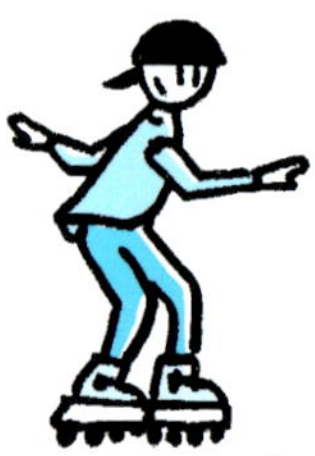

SPORT NACH WAHL

ODER

ERHOLUNG

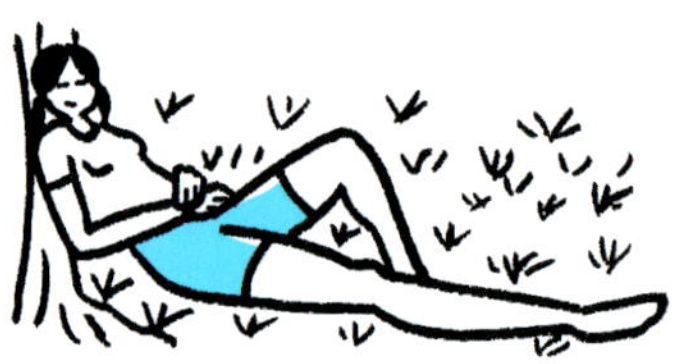

MITTWOCH

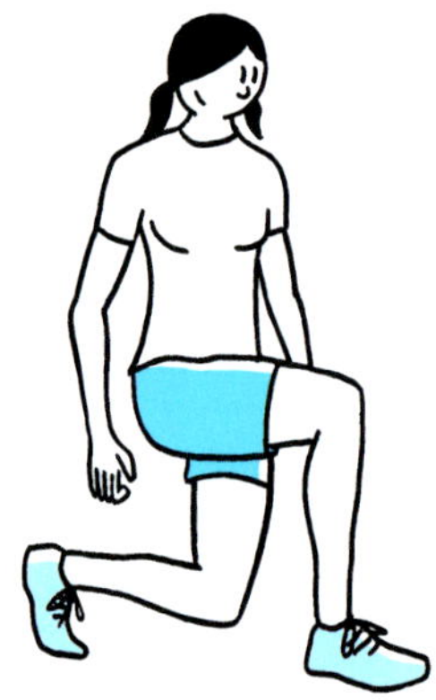

UNTERE KÖRPERHÄLFTE

- **16** Drehsprünge
- **19** Jumping Jack
- **54** Knieheben
- **24** Split Squat Jumps

→ 4 oder 5 Durchgänge. Die Länge der Erholungspausen zwischen den Durchgängen richtet sich nach deinem Testergebnis (siehe Seite 7).

DONNERSTAG

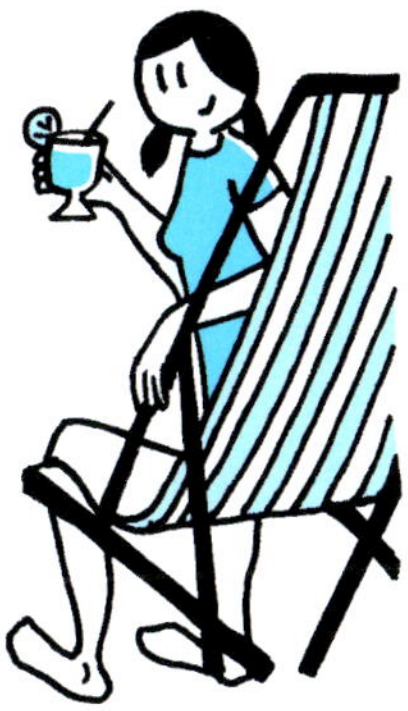

ERHOLUNG

FREITAG

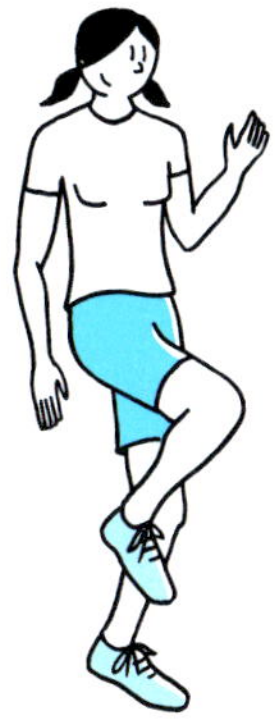

HERZ

24 Plank mit Öffnen und Schließen der Beine

54 Knieheben

16 Drehsprünge

16 Hocksprünge

→ 4 oder 5 Durchgänge. Die Länge der Erholungspausen zwischen den Durchgängen richtet sich nach deinem Testergebnis (siehe Seite 7).

MEINE FITNESSWOCHE

MONTAG ____________

DIENSTAG ____________

MITTWOCH ____________

DONNERSTAG ____________

FREITAG ____________

SAMSTAG ____________

SONNTAG ____________

SAMSTAG

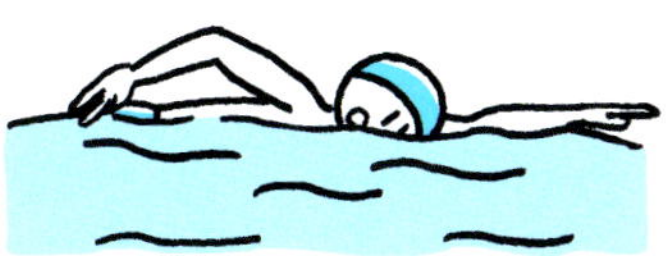

SPORT NACH WAHL ODER

ERHOLUNG

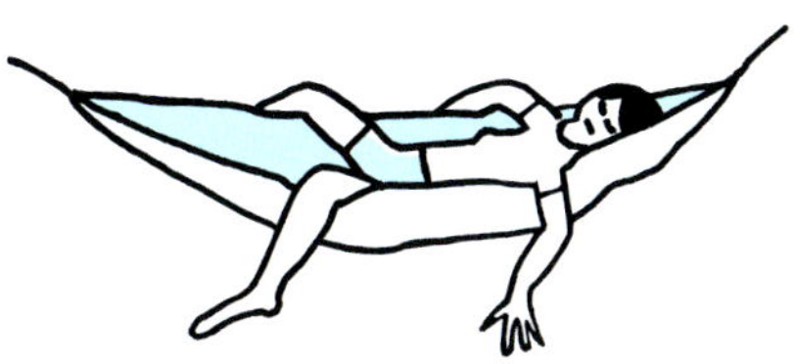

SONNTAG

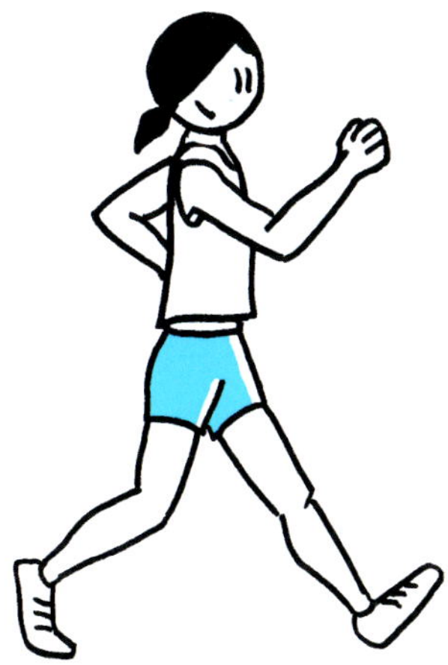

GEHEN ODER LAUFEN

→ Längere Strecke wählen oder Laufzeit verlängern.

BEWEGUNG IST ANGESAGT!

VIERTE WOCHE

In dieser Woche bleiben die Anzahl der Übungen und auch die Erholungszeiten gegenüber der dritten Woche unverändert, aber du machst jeweils einen bis zwei Durchgänge mehr als bisher.

MONTAG

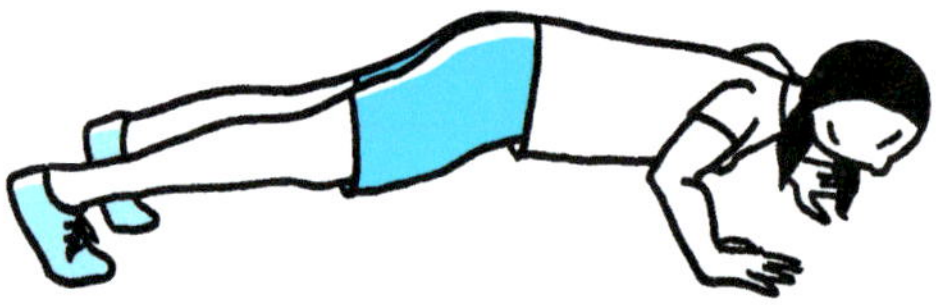

BAUCHMUSKELN – OBERKÖRPER

16 Liegestütz mit Schulterberühren

54 Bergsteiger

28 Plank-Liegestütz

14 Burpees

→ 6 oder 7 Durchgänge. Die Länge der Erholungspausen zwischen den Durchgängen richtet sich nach deinem Testergebnis (siehe Seite 7).

DIENSTAG

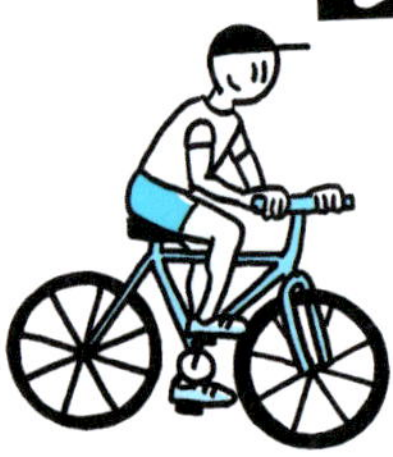

SPORT NACH WAHL ODER

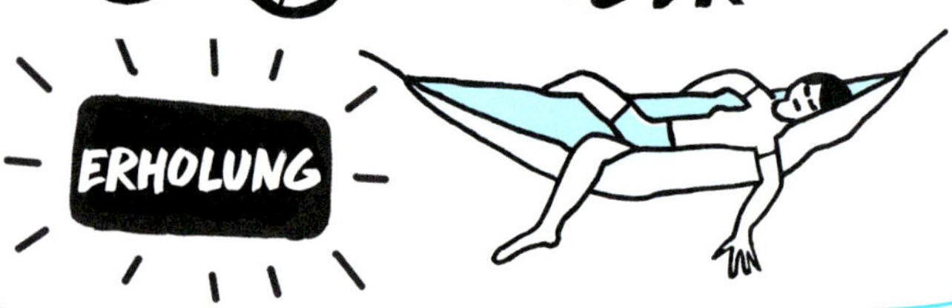

MITTWOCH

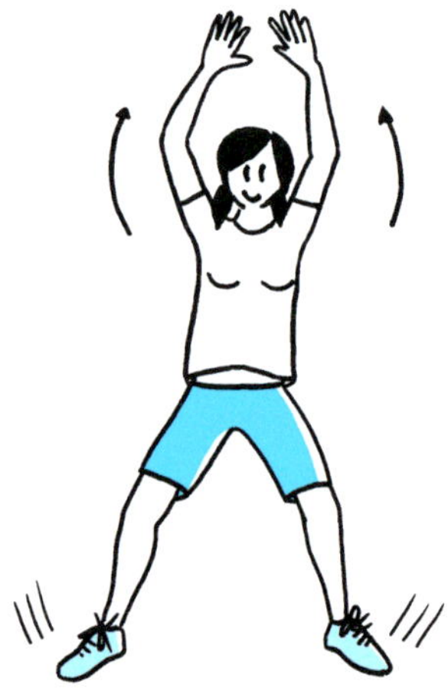

UNTERE KÖRPERHÄLFTE

24 Split Squat Jumps

54 Knieheben

19 Jumping Jack

16 Drehsprünge

→ 6 oder 7 Durchgänge. Die Länge der Erholungspausen zwischen den Durchgängen richtet sich nach deinem Testergebnis (siehe Seite 7).

DONNERSTAG

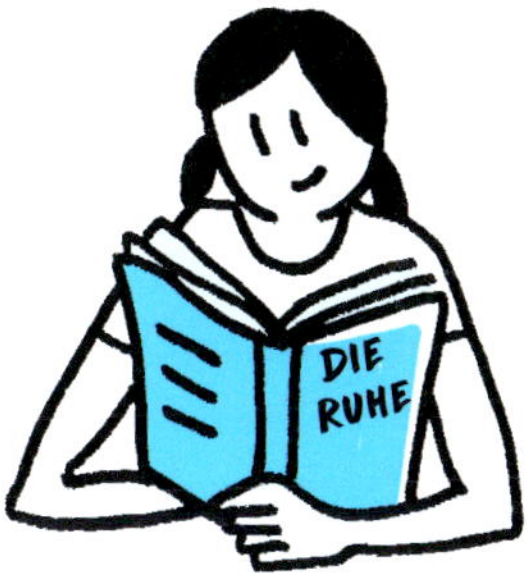

ERHOLUNG

FREITAG

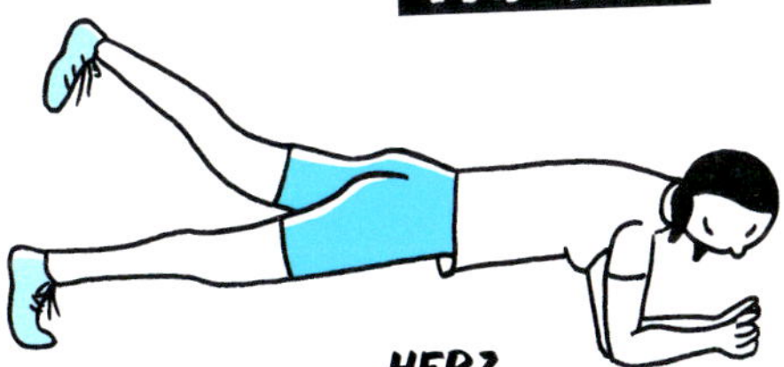

HERZ

➔ 4 oder 5 Durchgänge. Die Länge der Erholungspausen zwischen den Durchgängen richtet sich nach deinem Testergebnis (siehe Seite 7).

- **16** Hocksprünge
- **16** Drehsprünge
- **54** Knieheben
- **24** Plank mit Öffnen und Schließen der Beine

SAMSTAG

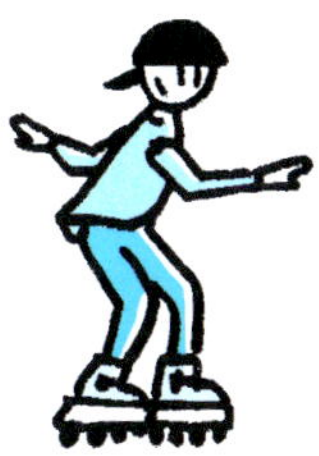

SPORT NACH WAHL

ODER

ERHOLUNG

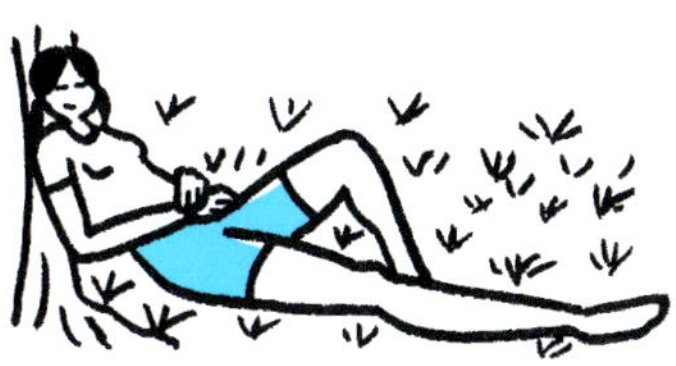

MEINE FITNESSWOCHE

MONTAG ______

DIENSTAG ______

MITTWOCH ______

DONNERSTAG ______

FREITAG ______

SAMSTAG ______

SONNTAG ______

SONNTAG

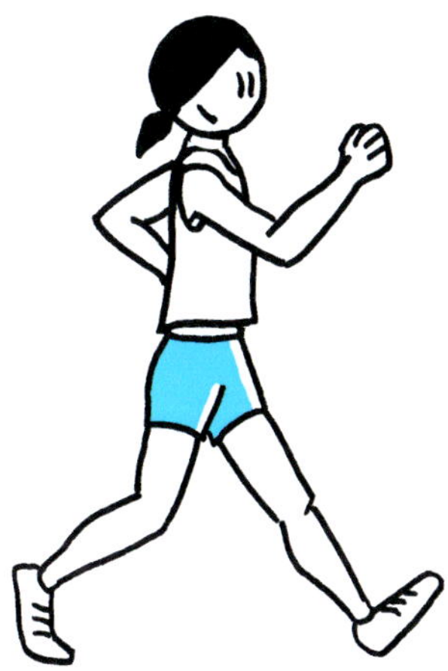

GEHEN ODER LAUFEN

➔ Längere Strecke wählen oder Laufzeit verlängern.

IST SEITENSTECHEN EIN THEMA?

Bei Trainingsformen wie HIIT sind Seitenstiche beim Workout und Muskelkater nach dem Workout nichts Ungewöhnliches. Wie du damit umgehen kannst? Hier ein paar Tipps.

SEITENSTECHEN

SEITEN-STECHEN ≠ WORKOUT BEENDEN

SEITEN-STECHEN = PAUSE UND DANN UMSO MUNTERER WEITER

Meistens entsteht Seitenstechen durch falsches Atmen. Damit die Seitenstiche aufhören, musst du dich deshalb vor allem auf deine Atmung konzentrieren. Unterbrich die Übung, atme durch die Nase tief ein und durch den Mund aus.

MUSKELKATER

MUSKELKATER = GUT TRAINIERT!

Achtung: Kein Muskelkater bedeutet aber nicht, dass du nicht intensiv genug trainiert hast! Wenn dich – meist am Tag nach dem Workout – der Muskelkater plagt, musst du vor allem viel trinken (1,5 bis 2 Liter pro Tag), um deinen Wasserhaushalt wieder auszugleichen und Abfallstoffe aus deinem Körper auszuschwemmen. Zusätzlich empfehle ich kalte Duschen (außer im tiefsten Winter!). Auch bei heftigem Muskelkater solltest du trotzdem in Bewegung bleiben. Gehen und Radfahren sind dafür gut geeignet. Am Anfang zieht es ein bisschen, aber hinterher geht es dir besser!

MANTRAS!

Dein Körper kann Wunderbares und Verblüffendes leisten. **TRAU DICH!**

VERTRAUE DIR SELBST.
Zeige Mut zum Risiko. Vor allem: Geh voran. Geh in deinem Tempo voran und sei mit Herzblut bei der Sache!

Alles, was du brauchst, ist ein Erfolgserlebnis. **DU MUSST ES NUR WOLLEN!**

WENN DIR ZWEIFEL KOMMEN und du zurückschaust, dann schau nicht auf die Fehler, die du gemacht hast, sondern auf die Strecke, die du zurückgelegt hast!

Auch wenn du noch keine körperlichen Erfolge feststellst – jede Anstrengung verändert etwas in dir zum Positiven. **LASS DEN MUT NICHT SINKEN!**

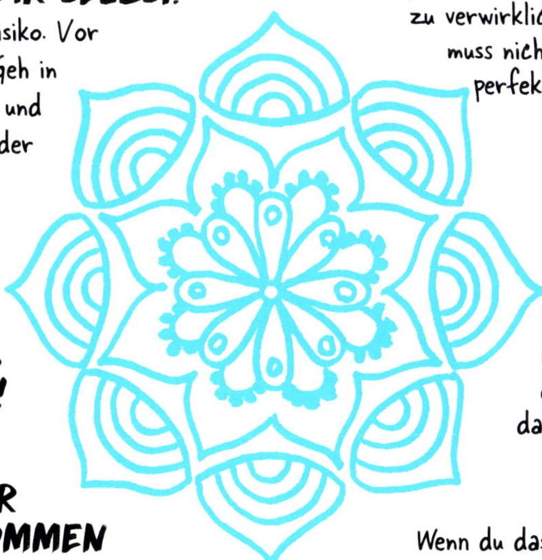

Alle deine Träume werden wahr, wenn du den Mut hast, sie wahr werden zu lassen!

Finde die perfekte Balance, um deine Ziele zu verwirklichen. Diese Balance muss nicht für andere Leute perfekt sein, aber sie ist es für dich.

GLÜCKLICH-SEIN heißt nicht, dass alles vollkommen sein muss. Es heißt, dass du beschließt, über das nicht Vollkommene hinwegzusehen!

Wenn du das Gleiche machst wie immer, bekommst du auch das Gleiche wie immer ... Wenn du etwas machst, was du noch nie gemacht hast, **BEKOMMST DU ETWAS, WAS DU NOCH NIE HATTEST!**

FITNESSTIPPS

HIER EIN PAAR TIPPS, WIE DU DAUERHAFT IN FORM BLEIBST – SIE FUNKTIONIEREN AUCH OHNE HIIT-WORKOUT.

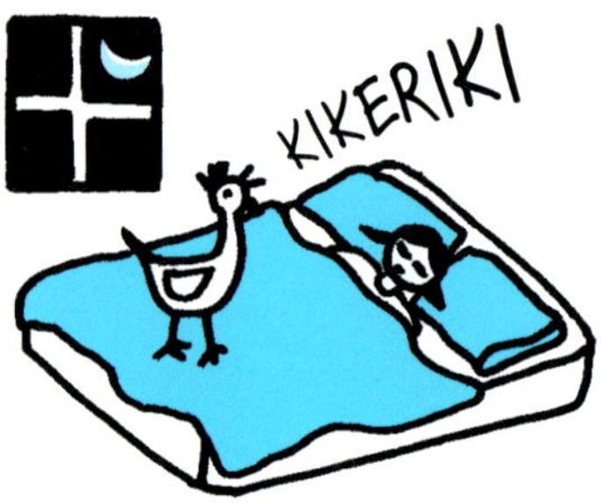

STEH FRÜH AUF, UM DICH SPORTLICH ZU BETÄTIGEN!

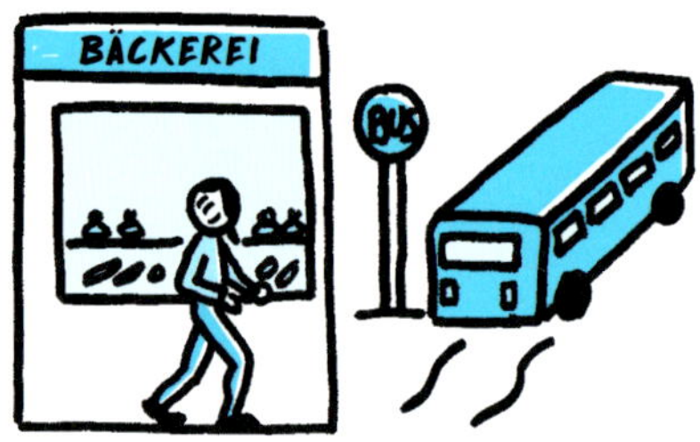

2 STEIG EINE BUSHALTESTELLE ODER U-BAHN-STATION VOR DEM ZIEL AUS.

(Und leg nicht an der erstbesten Bäckerei einen Zwischenstopp ein!)

3 BEWEG DICH MÖGLICHST VIEL AN DER FRISCHEN LUFT.

ADIEU, IHR ROLLTREPPEN UND AUFZÜGE! AB JETZT HEIẞT ES TREPPENLAUFEN – DAS GIBT AUCH SCHÖNE BEINE!

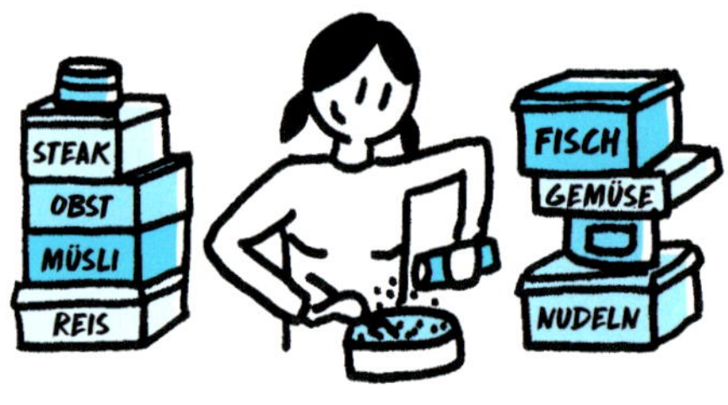

5 BEREITE DEINE MAHLZEITEN IM VORAUS ZU,

damit du nicht vor lauter Heißhunger irgendetwas futterst.

6

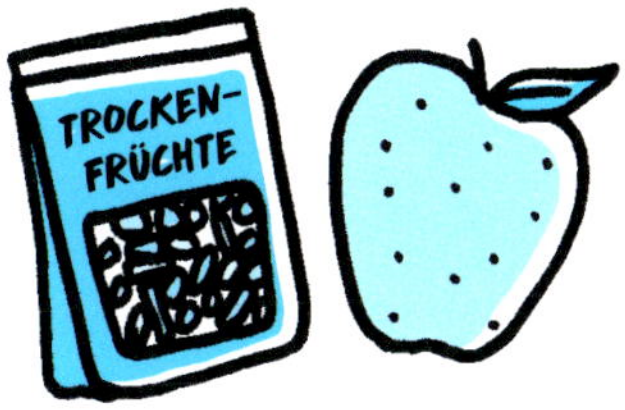

NIMM IMMER EINEN APFEL ODER TROCKENFRÜCHTE MIT,

damit du nicht beim ersten Anzeichen von Hunger schwach wirst.

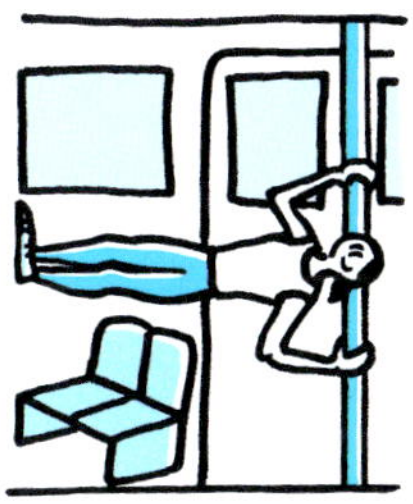

SETZ DICH IN DER U-BAHN NICHT HIN.

8

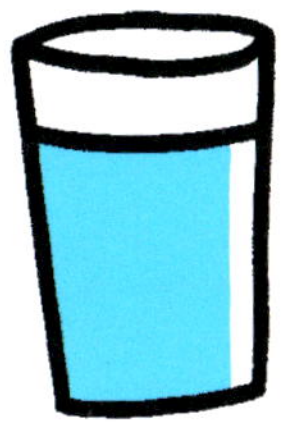

VIEL WASSER TRINKEN

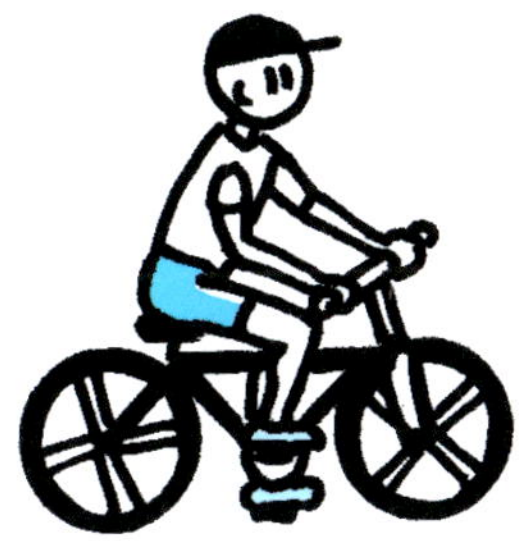

STEIG AUFS FAHRRAD!

Spar dir das Spritgeld und strampel lieber Kalorien ab!

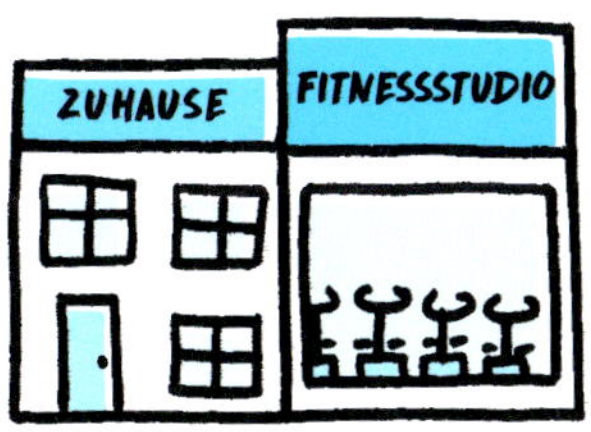

10

SUCH DIR EIN FITNESSSTUDIO IN DEINER NÄHE

FÜR DEN ALLTAG

HAST DU WETTKAMPFGELÜSTE?

Du willst noch eine Schippe drauflegen und suchst neue Herausforderungen?

LAUFEN

Wenn du läufst, an Rennen (5 km, 10 km) teilnimmst oder Triathlon machst, ist HIIT eine tolle Ergänzung! Weil es so viele Bereiche abdeckt, verbessert das hochintensive Intervalltraining deine Kondition und Beweglichkeit. Du kommst immer seltener aus der Puste und erhöhst deine Kraftausdauer.

Zum Trainieren empfiehlt sich ein Laufprogramm mit verschiedenen Tempoabschnitten, bei dem du mal schnell und mal langsamer läufst (am Anfang kannst du in den langsameren Phasen auch auf Gehtempo herunterschalten, um dich heranzutasten). Diese Methode ähnelt dem Intervalltraining mit seinem typischen Wechsel von Belastungs- und Erholungsphasen.

Neben diesem Trainingsprogramm empfehle ich Laufeinheiten bei einem mittleren Tempo, das für dich passt, bei dem du dich unbeschwert fühlst und dich unterhalten kannst. Diese Laufeinheiten bei mittlerem Tempo müssen länger sein als der Tempolauf.

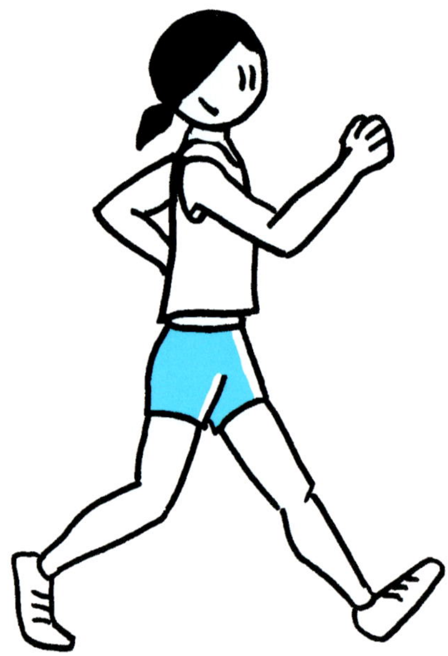

Beim Triathlon (Schwimmen, Radfahren, Laufen) absolvierst du alle drei Disziplinen hintereinander.

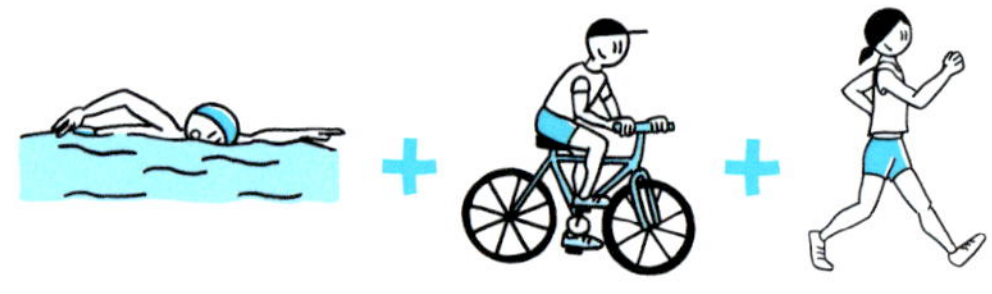

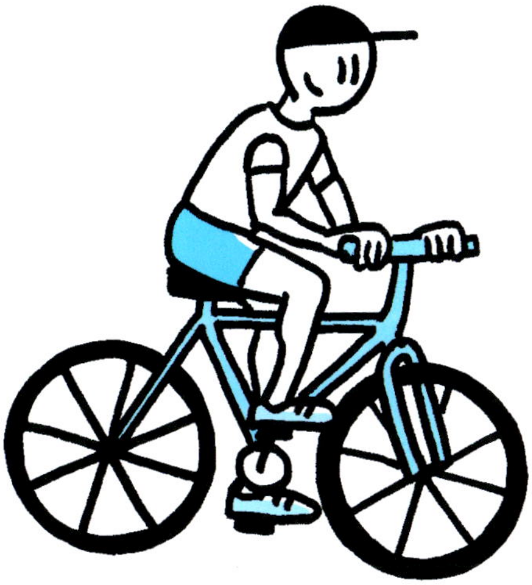

RADFAHREN

Beim Radfahren kannst du es genauso machen: Absolviere Wechsel von schnellen und langsameren Abschnitten, aber auch lange Strecken in gleichmäßigem Tempo.

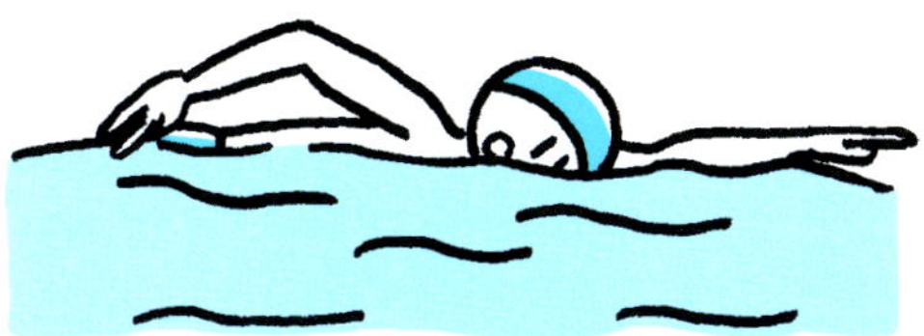

SCHWIMMEN

Beim Schwimmen kräftigst du Arme und Beine. Zur Verstärkung kannst du ein paar technische Übungen einbauen: Mach zum Beispiel die Schwimmzüge immer mit demselben Arm, atme erst nach 3, 5 oder 7 Schwimmzügen oder arbeite an deinem Gespür für den richtigen Armzug unter Wasser.

YouTube

AUF MEINEM KANAL KANNST DU MICH BEIM CHICAGO MARATHON SEHEN:

„Marathon de Chicago, en live avec Marine Leleu“

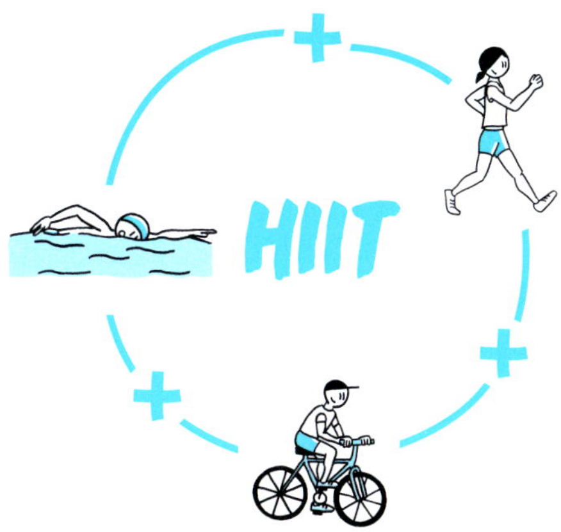

Wenn du HIIT mit diesen Bewegungsarten kombinierst, entfaltet das Training eine enorme Wirkung: Kraftausdauer und Kondition werden immer besser.

Also auf geht's! Du hast nichts zu verlieren (außer ein paar Kalorien und Schweißtropfen) und profitierst auf jeden Fall! Höhere Herzleistung, höherer Muskeltonus und vor allem ein gesteigertes Selbstvertrauen!

UND WAS GIBT ES ZU ESSEN?

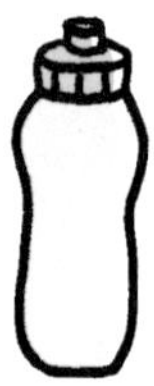

WASSER IST DAS A UND O – nicht nur zur Regeneration beim Workout, sondern auch im Alltag.

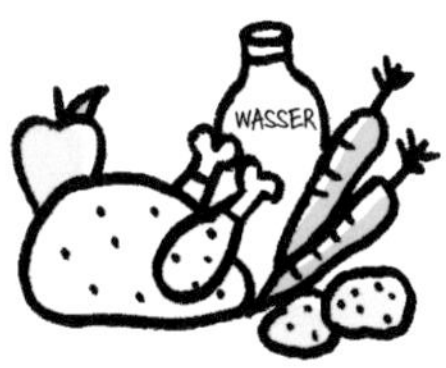

ERNÄHRE DICH AUSGEWOGEN – damit du in Form bleibst und dein Körper mit den richtigen Nährstoffen versorgt wird.

NÜTZLICHE

TIPPS

GEGEN FRESSATTACKEN!

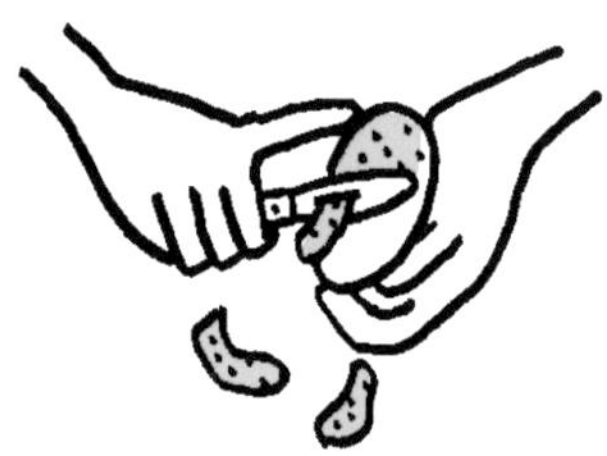

MIT REZEPTEN VON MARINE BIST DU

TOPFIT!

BESONDERS WICHTIG: WASSER

Dass die Wasserzufuhr beim Sport eine ganz wichtige Rolle spielt, ist keine neue Erkenntnis. Aber auch im Alltag ist Wasser das A und O!

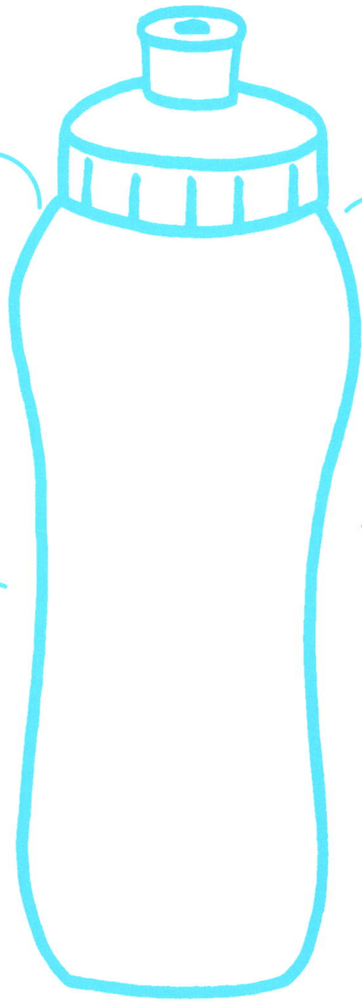

WASSER IST SEHR WICHTIG FÜR DEINE MUSKELN! Unser Körper besteht zu fast 60 Prozent aus Wasser. Bei Aktivitäten wie dem HIIT gerät man mächtig ins Schwitzen. Darum musst du deinen Flüssigkeitsvorrat wieder auffüllen. So vermeidest du Krämpfe und beugst dem Muskelkater vor.

DENK DRAN, REGELMÄßIG ZU TRINKEN und zwar den ganzen Tag über. Tee, Wasser mit oder ohne Kohlensäure, Säfte … (mindestens anderthalb Liter).

BEIM WORKOUT solltest du immer eine Flasche Wasser dabeihaben.

TRINK EINEN ODER ZWEI SCHLUCK WASSER zwischen den Trainingseinheiten und den restlichen Inhalt deiner Wasserflasche nach dem Workout. Um dich wieder zu stärken, kannst du dir mit frischem Obst auch einen kleinen Smoothie zubereiten. Damit beugst du auch unkontrollierten Fressattacken vor!

WIE KOCHE ICH RICHTIG?

Ich bin zwar keine Ernährungsberaterin, aber sei's drum: Hier sind meine wichtigsten Tipps für eine gesunde Ernährung!

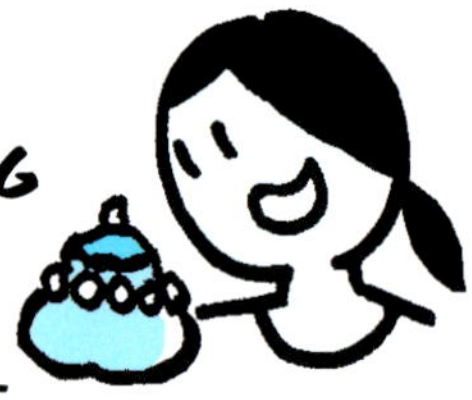

DIE ERNÄHRUNG IST GENAUSO WICHTIG WIE DAS TRAINING – WENN NICHT NOCH WICHTIGER

Wenn wir „über den Hunger" essen, entschuldigen wir uns manchmal damit, dass wir ja Sport getrieben haben. Das ist nicht richtig - sportliche Aktivität hindert uns nicht, uns gesund zu ernähren!

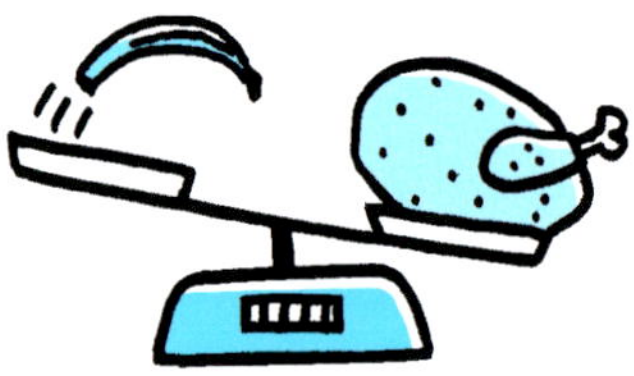

DENK DRAN: LEBENSMITTEL SIND DEIN KRAFTSTOFF.

So wie man ein Auto nicht mit minderwertigem Benzin betankt, solltest du auch deinen Körper nicht mit schlechtem „Kraftstoff" füttern. Gönn ihm gute Kost, damit du gut trainieren kannst und kein Frust aufkommt! Magerkost ist nicht sinnvoll, wenn du deine Leistungsfähigleit erhalten willst. Finde die goldenen Mitte, iss bewusst und genussvoll.

VON ALLEM ETWAS

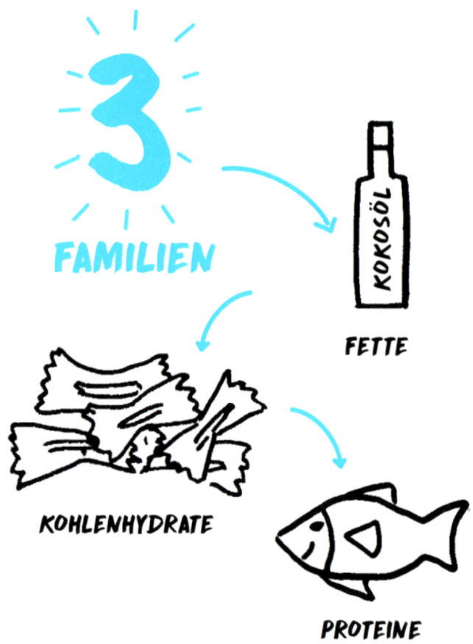

Kohlenhydrate, Fette und Proteine, diese drei Lebensmittelfamilien sind für unseren Körper wichtig. Wenn du mehr Tipps brauchst oder nicht so recht weißt, worauf es ankommt, hol dir fachmännischen Rat von einer Ernährungsberaterin oder einem Ernährungsberater.

ERNÄHRE DICH ABWECHSLUNGSREICH und nimm dir die Zeit, selbst etwas zuzubereiten.

PLANE DEINE MAHLZEITEN, um Fressattacken zu vermeiden.

MEIDE SAUCEN und verwende stattdessen lieber Gewürze.

GÖNN DIR WAS!

GÖNN DIR RUHIG ETWAS, ABER HALTE MAß: Genehmige dir ein Stückchen Schokolade, doch nicht gleich die ganze Tafel.

ISS, WAS DIR SCHMECKT und deinem Körper guttut.

Ersetze Zucker durch **HONIG ODER STEVIA.**

KLEINE LECKEREIEN sind erlaubt, lass das Naschen aber nicht zur Regel werden.

TRINK TEE! Mein Favorit ist Pfefferminztee mit einem Schuss Sojamilch, Zimt und Stevia. Noch eine Handvoll Cashewkerne dazu – fertig ist der kleine Imbiss.

Achte darauf, dass du immer **ETWAS OBST ODER EINE HANDVOLL CASHEWKERNE** dabei hast, damit du plötzlich einsetzenden Heißhunger nicht mit Croissants oder Torte stillst.

GENIEßE deine Restaurantbesuche mit Freunden, aber übertreib es nicht mit den Pommes oder dem Nachtisch. Bestell als Beilage lieber Gemüse oder einen Salat.

SPEZIALNAHRUNG GEGEN DURCHHÄNGER

Ich bin eigentlich nicht der Typ für Süßigkeiten, sondern esse lieber salzig (na gut, Schaumzucker-Erdbeeren mag ich von Zeit zu Zeit und in Maßen schon ganz gerne …). Hier sind drei Rezeptideen für Momente, in denen du ein bisschen durchhängst.

ZUM FRÜHSTÜCK: REIS-GALETTE À LA MARINE

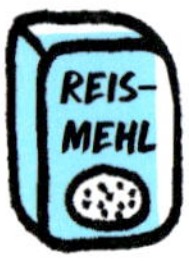

40 GRAMM REISMEHL

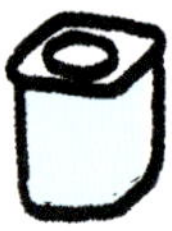

1 SOJA-JOGHURT

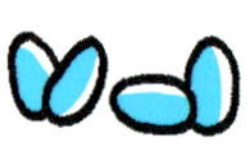

4 EIWEIß UND 1 EIGELB

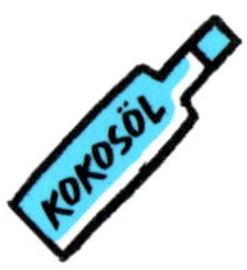

KOKOSÖL

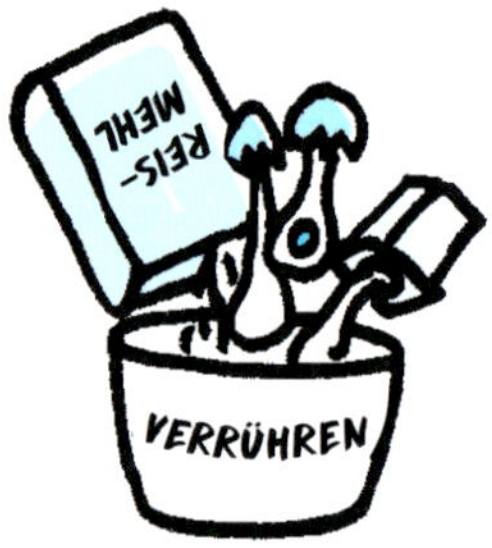

Mehl, Joghurt und Eier in einer Schüssel verrühren.

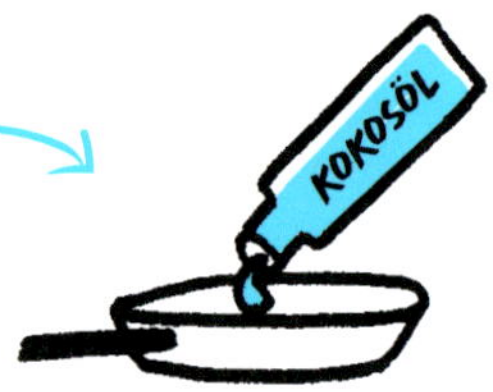

Kokosöl in eine Pfanne geben.

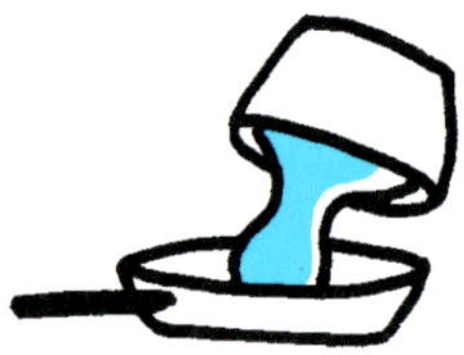

Teig in die Pfanne gießen.

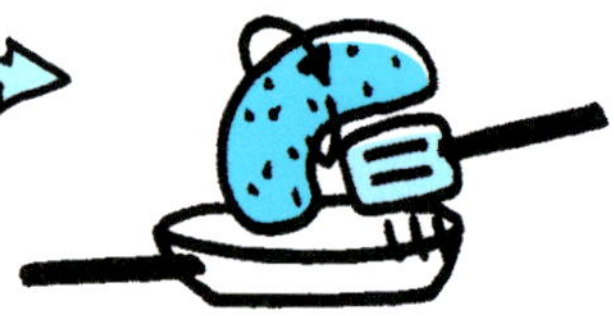

Galette wenden, bis sie goldbraun ist.

NACH WAHL BELEGEN MIT: roten Beeren, einer Banane, Cashewbutter, Agavensirup

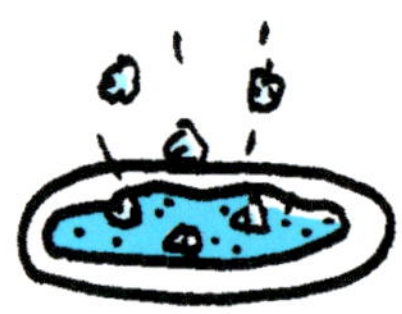

GUTEN APPETIT! JETZT HAST DU JEDE MENGE ENERGIE FÜR DEN START IN DEN TAG.

ZUM FRÜHSTÜCK ODER ABENDESSEN: HUHN MEXIKANISCH MIT SÜßKARTOFFELN UND BROKKOLI

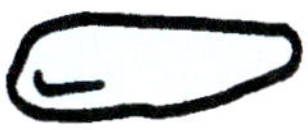

1 HÄHNCHENFILET

2 KLEINE ZWIEBELN

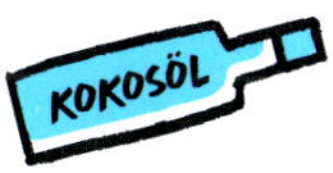

KOKOSÖL

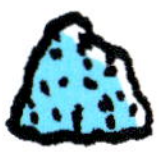

MEXIKANISCHE GEWÜRZMISCHUNG ODER CURRY

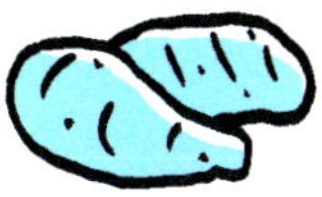

2 SÜßKARTOFFELN

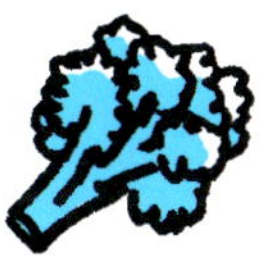

1 KLEINER BROKKOLI

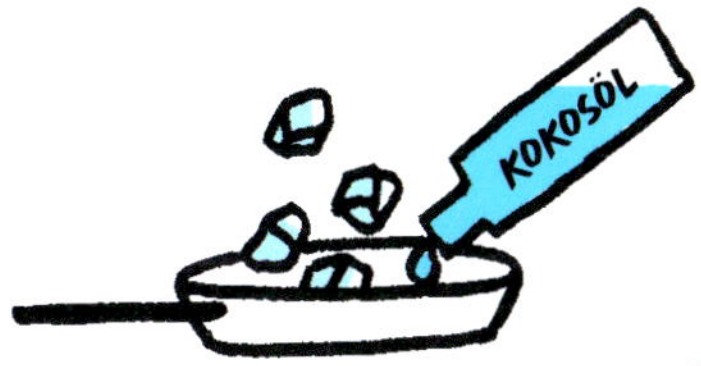

Gib Kokosöl in die Pfanne und brate das gewürfelte Hähnchenfilet zusammen mit den gehackten Zwiebeln darin an.

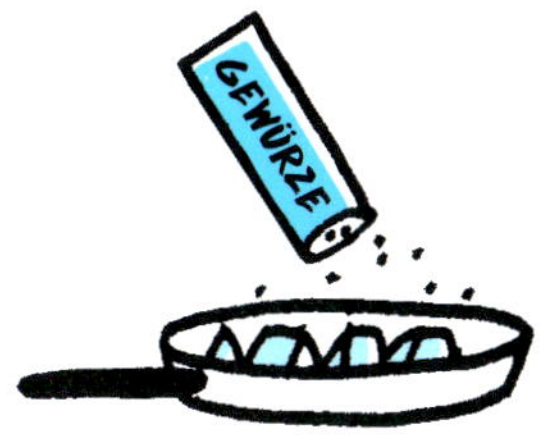

Mit der mexikanischen Gewürzmischung (bekommst du im Supermarkt) würzen. Alternativ kannst du Curry verwenden.

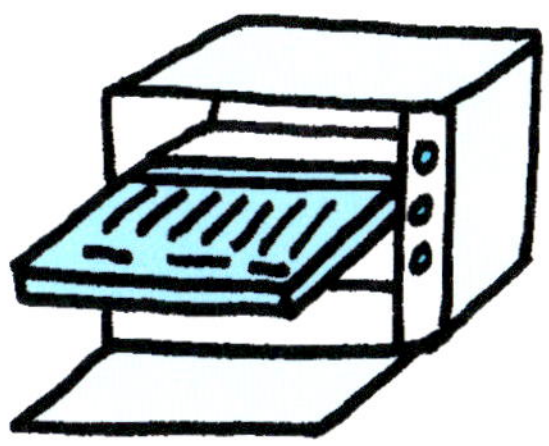

Süßkartoffeln schälen und in Pommesform schneiden. Die Süßkartoffelpommes mit Kokosöl vermengen, bei 210 Grad für 30 Minuten im Backofen backen. Prüfe, wann die Pommes perfekt sind – je nach Geschmack also knusprig gebacken oder einfach nur gar.

Dünste den Brokkoli.

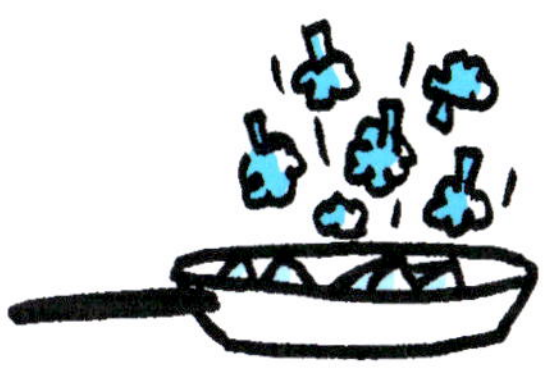

Wenn der Brokkoli gar ist, gib ihn zu dem Hähnchen und den Gewürzen in der Pfanne und brate ihn noch etwas mit.

MEIN NACHTISCH

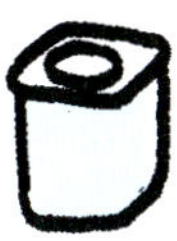

1 BECHER SOJA-JOGHURT

\+

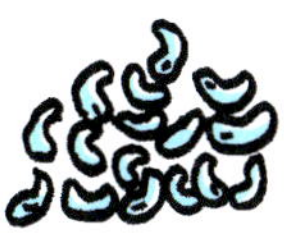

CASHEWKERNE

\+

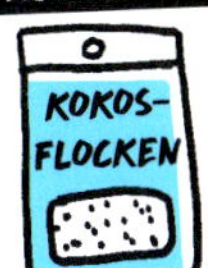

KOKOSFLOCKEN

\+

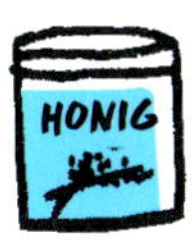

UND ETWAS HONIG

EINFACH, WIRKUNGSVOLL, LECKER UND GESUND!

CASHEWBUTTER

Gut für die Geschmackszellen und für die Gesundheit!

PLUSPUNKTE

- Cashewbutter enthält vor allem einfach gesättigte Fettsäuren, die sehr gesund sind.
- Sie enthält viele verschiedene Vitamine (B, E und K).
- Sie ist reich an Mineralstoffen (Magnesium, Eisen, Phosphor).

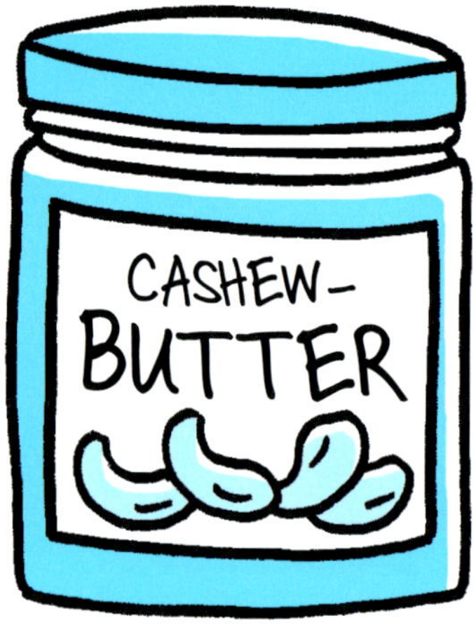

BLITZ-REZEPT

Bestreiche eine Scheibe Vollkornbrot mit Cashewbutter und belege sie mit Bananenscheiben. Hmm – köstlich!

CASHEWBUTTER SELBER ZUBEREITEN

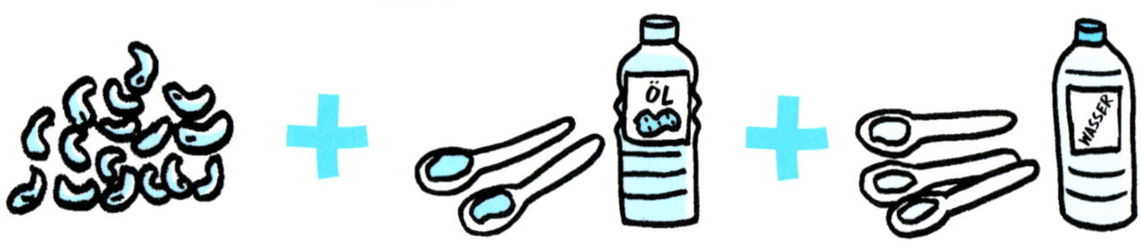

200 GRAMM CASHEWKERNE + 2 EL ERDNUSSÖL (ODER ANDERES ÖL DEINER WAHL) + 3 EL WASSER

Röste die Cashewkerne goldbraun und lass sie kalt werden. Gib sie danach in den Mixer, um sie zu zerkleinern, und füge Öl und Wasser hinzu. Anschließend weitermixen, bis die gewünschte Konsistenz erreicht ist. Im Kühlschrank aufbewahren.

REZEPTE

GETROCKNETE FEIGEN

Diese unterschätzte Frucht ist ein echter Fitmacher!

PLUSPUNKTE

- Getrocknete Feigen enthalten Antioxidantien und Ballaststoffe.
- Sie enthalten viele verschiedene Vitamine (A, K).
- Sie sind reich an Mineralstoffen (Magnesium, Kalzium, Mangan, Kalium).

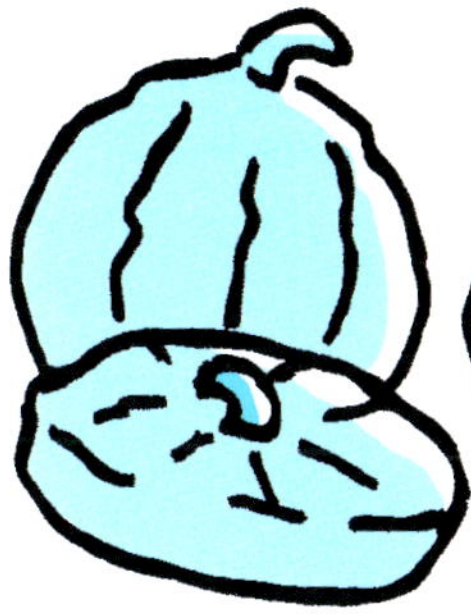

BLITZ-REZEPT

Schneide eine getrocknete Feige, einen Apfel und eine Birne in Würfel. Steck die Würfel auf einen Spieß und lass es dir schmecken!

ÖLFRÜCHTE

Ideal bei Heißhunger!

PLUSPUNKTE

- Sie enthalten zwei mehrfach ungesättigte Fettsäuren, die der Körper nicht selbst produzieren kann: Omega-6 und Omega-3.
- Sie sind sehr reich an Vitaminen (E, B1, B2).
- Sie enthalten viele Mineralstoffe (Kalzium, Magnesium, Phosphor, Mangan und Kalium).

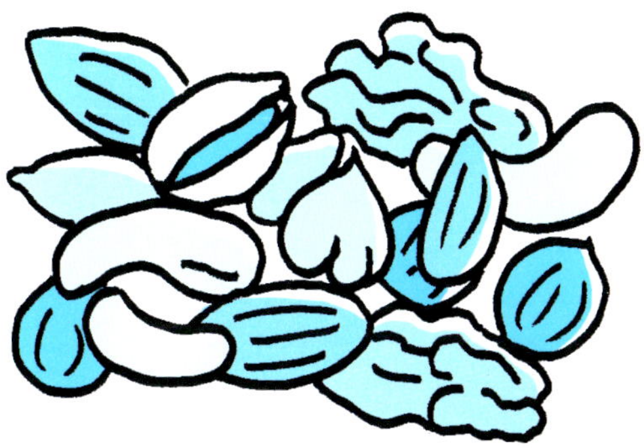

SOFORT-SNACK FÜR ZWISCHENDURCH

Wenn dich eine Kohldampfattacke heimsucht, gönn dir eine Handvoll Wal-, Pekan-, Cashew- oder Paranüsse, Mandeln oder Pistazien mit einem großen Glas Wasser dazu!

Erstmals erschienen 2017 unter dem Titel „HIIT zéro Blabla“ bei
Éditions Marabout (Hachette Livre).

Übersetzung aus dem Französischen: Andreas Bredenfeld
Redaktion: Julia Niehaus, lektorat plus, Berlin
Satz: Dirk Brauns, Berlin

Bibliografische Information der Deutschen Nationalbibliothek
Die Deutsche Nationalbibliothek verzeichnet diese Publikation in der Deutschen Nationalbibliografie; detaillierte bibliografische Daten sind im Internet über http://dnb.dnb.de abrufbar.

ISBN 978-3-7679-1236-6

Printed in Germany